器官机械灌注
保存与修复

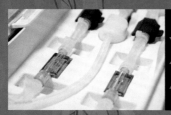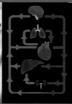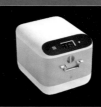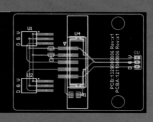

主　　编　郑树森

顾　　问　李兰娟　黎介寿

副 主 编　叶啟发　朱有华　徐　骁　周　琳

执行副主编　李建辉

人民卫生出版社

图书在版编目（CIP）数据

器官机械灌注保存与修复/郑树森主编. —北京：
人民卫生出版社,2020
　ISBN 978-7-117-30054-4

Ⅰ.①器…　Ⅱ.①郑…　Ⅲ.①灌流-应用-器官移植
-研究　Ⅳ.①R617.05

中国版本图书馆 CIP 数据核字（2020）第 111240 号

| 人卫智网　www.ipmph.com | 医学教育、学术、考试、健康，购书智慧智能综合服务平台 |
| 人卫官网　www.pmph.com | 人卫官方资讯发布平台 |

器官机械灌注保存与修复

主　　编：郑树森
出版发行：人民卫生出版社（中继线 010-59780011）
地　　址：北京市朝阳区潘家园南里 19 号
邮　　编：100021
E - mail：pmph @ pmph. com
购书热线：010-59787592　010-59787584　010-65264830
印　　刷：北京顶佳世纪印刷有限公司
经　　销：新华书店
开　　本：787×1092　1/16　印张：10
字　　数：250 千字
版　　次：2020 年 10 月第 1 版　2020 年 10 月第 1 版第 1 次印刷
标准书号：ISBN 978-7-117-30054-4
定　　价：138.00 元

打击盗版举报电话：010-59787491　E-mail：WQ @ pmph. com
质量问题联系电话：010-59787234　E-mail：zhiliang @ pmph. com

编委名单 （以姓氏拼音为序）

陈静瑜　无锡市人民医院

陈旭东　浙江省人民医院

范晓礼　武汉大学中南医院

付　婷　昆明市第一人民医院

韩威力　浙江大学医学院附属第一医院

何　宁　浙江大学医学院附属第一医院

胡晓燕　武汉大学中南医院

霍　枫　中国人民解放军南部战区总医院

贾俊君　浙江大学医学院附属第一医院

姜　骊　浙江大学医学院附属第一医院

李　超　昆明市第一人民医院

李　立　昆明市第一人民医院

李浩宇　浙江大学医学院附属第一医院

李劲松　浙江大学生物医学工程与仪器科学学院

刘志纯　浙江大学医学院附属第一医院

刘忠忠　武汉大学中南医院

倪一鸣　浙江大学医学院附属第一医院

泮　辉　浙江大学医学院附属第一医院

彭一帆　浙江大学医学院附属第一医院

乔银标　浙江大学医学院附属第一医院

冉江华　昆明市第一人民医院

任志刚　郑州大学第一附属医院

沈　飞　东南大学

盛国平　树兰（杭州）医院

施科达　浙江大学医学院附属第一医院

寿张飞　树兰（杭州）医院

屠振华　浙江大学医学院附属第一医院

王彦峰　武汉大学中南医院

夏　琦　浙江大学医学院附属第一医院

谢海洋　浙江大学医学院附属第一医院

前　言

　　器官移植被誉为21世纪的"医学之巅"，我国目前正处于器官移植转型的关键时期，公民逝世后器官捐献移植已逐渐成为我国器官移植工作新常态，这不仅对传统的器官移植带来了新的挑战，还对促进心脏死亡器官捐献（donation after cardiac death，DCD）器官保存技术研究及成果转化提出了更高的标准。与此同时，有关器官移植的临床和基础研究正蓬勃发展，器官保护也成为国内外基础与临床研究的一个学科交叉融合的热点，预示一个新兴行业领域的发展。近20年来，我国器官保护的工作取得了快速发展，我们在移植器官全流程转运质控、器官修复，人工肝治疗、肾脏替代治疗等方面取得一定工作成绩，同时也深刻认识到，目前国内外仍缺乏器官机械灌注保存与修复领域的可供临床实践与科学研究参考的一部系统性专著。

　　在这样的背景下，在人民卫生出版社的大力支持下，我们组织国内外器官保护领域内的专家学者，进行医工信领域交叉融合，完成《器官机械灌注保存与修复》一书的编写工作。本书分十三章，其内容涵盖供器官保护的历史现状、机械灌注关键技术原理、机械灌注的基础研究和临床实践应用，机械灌注器官质量评估等内容，并结合本单位的研究成果，深入浅出、系统全面地介绍器官机械灌注技术领域的相关知识。参与本书编写的人员有五十余人，具有丰富的专业领域基础研发与临床研究经验，数易其稿，在参考国际机械灌注领域先进经验的基础上，寻找最新可靠的循证医学证据，使得本书内容新颖，紧密追踪国内外机械灌注在器官保护领域的前沿进展，旨在为国内外器官保护领域的相关人员提供既具有权威性、又具有可操作性的机械灌注器官保存修复方面的技术与理论实践参考，本书的出版有助于进一步推动我国器官保护事业的蓬勃发展，将我国器官移植工作质量提高到一个新的水平！

中国工程院院士

法国国家医学科学院外籍院士

中国医师协会器官移植医师分会会长

目　录

目　录

第一章

机械灌注的历史及现状

第一节　机械灌注历史

自从1954年美国医生Murray成功施行孪生子间肾移植并获得长期存活以来,肾移植已逐渐发展成一门定型的外科手术并用于临床慢性肾衰竭。这不但掀开了现代器官移植的篇章,且推动了其他脏器如肝脏、肺、心脏等的移植的探索研究及成功在临床中的应用。目前,器官移植技术渐趋成熟和完善,已逐渐成为治疗终末期器官衰竭唯一有效的手段。然而,器官供体短缺成为目前阻碍器官移植发展的重大障碍。为解决这一问题,一方面要扩大器官的来源,另一方面则是要找到保存供体的最有效方法。器官保存是器官移植的三大支柱之一。机械灌注(machine perfusion,MP)是器官获取后将其血管连接至机械灌注系统,系统在器官保存、转运阶段将灌注液在一定温度、压力条件下持续至灌注离体器官,同时供给离体器官氧气、营养物质等。与传统静态冷保存(static cold storage,SCS)相比,其能够更好地保存离体器官、甚至挽救标准外器官。根据维持温度不同,可以分为低温型(hypothermic machine perfusion,HMP,4~6℃)、亚低温型(subnormothermic machine perfusion,SMP,20~25℃)及常温型(normothermic machine perfusion,NMP,32~37℃)。根据氧合可分携氧MP与非携氧MP。

在这一领域的最初应用是肾脏活体体外灌注法,人工心室辅助机作灌注和原位灌注等。但这些方法不能延长离体肾保存时间,因此未引起人们的重视。1964年,Humphries团队为推动HMP的研究和应用做出了开拓性的贡献。Humphries等使用经稀释的自体血作为灌注液,选用40mmHg灌注压,灌注犬的离体肾脏,连续灌注24小时后,移植肾功能良好。Belzer等于1967年在Humphries方法的基础上进行了改良,设计了第一台机械灌注的装置,由1L犬自体血浆加上2mmol硫酸镁、250ml右旋糖酐、80U胰岛素、200 000U青霉素以及100mg的氢化可的松配制成灌注液(pH在7.4~7.5),灌注压设定在50~80mmHg之间,氧分压在150~190mmHg之间,在8~12℃条件下连续脉冲式灌注犬离体肾脏,72小时后肾脏移植回体内,同时切除对侧肾脏,犬存活良好,他同时将该灌注设备应用于临床肾移植手术中,成功地将肾脏保存时间延长至50小时,只有8%的患者术后需要进行血液透析。Starzl等在1968年首次将低温含血机械灌注应用于11例临床肝脏移植。该项模式逐渐引起了人们极大的兴趣,从而奠定了近代机械灌注法在器官保存中的地位,并得到了广泛的应用和研究。同时,另外一些学者进行着常温机械灌注的研究。HMP操作较简单,但不可避免地会引起冷保存损伤进而导致内皮细胞水肿甚至酸中毒。NMP营造了一个十分接近机体内环境的灌注条件,为确保器官功能,人们开始尝试器官常温灌注的方法。Starzl 等在 1967 年首次使用常温灌注的肝脏进行肝移植手术并取得成功。同年,Neely 首次提出了供心的不停跳保存模型:通过左心房插管泵入灌注液,经左心室从主动脉引出。由于主动脉远心端的顺应器可模拟类似于人体主动脉扩张的生理现象从而形成主动脉根部的压力,最终使灌注液进入冠状动脉营养心肌。

然而,1969 年之后,由于冷保存液的改进大大改善了移植效果,加上操作简单易行,SCS 一跃成为临床上器官保存的金标准。同时由于 MP 机器的庞大,操作的繁复和成本因素,很快淡出了视野。SCS 具有简便安全、价格低廉及保存效果较好等优点,目前仍然是供器官保存的主要方法。这种方法基于低温条件下降低细胞代谢的原理将供器官保存在特殊的器官保存液中,然而低温时细胞的代谢活动并未完全停止。在低温保存期间,氧气和营养因子的来源终止,细胞内高能磷酸化合物三磷酸腺苷(adenosine triphosphate,ATP)的合成持续减少,而 ATP 持续降解并到最终耗竭,引起细胞内代谢产物的异常堆积。Na^+-K^+-ATP 酶(Na^+泵)和 Ca^{2+}-Mg^{2+}-ATP 酶(Ca^{2+}泵)进一步失活,导致细胞膜完整性破坏、细胞内外电解质浓度梯度失衡以及线粒体内钙超载等,钙离子进一步激活磷脂酶、蛋白酶及核酸酶等,进而导致供器官细胞凋亡和坏死。缺血过程中,由于钙依赖性蛋白酶的激活导致黄嘌呤脱氢酶转变为黄嘌呤氧化酶,再灌注后大量次黄嘌呤在黄嘌呤氧化酶的作用下形成尿酸,期间释放大量的氧自由基(reactive oxygen species,ROS)导致脂质过氧化反应,成为引起移植物功能障碍的原因之一。另外,再灌注后微循环障碍、Kupffer 细胞的激活、白细胞黏附聚集及炎性细胞因子的释放等进一步导致移植物功能受损。因此,SCS 具有保存时间有限,供体器官切取之前热缺血损伤不可逆,保存过程中产生时间依赖性损伤等局限。20 世纪 90 年代,由于器官的短缺、心脏死亡器官捐献(donation after cardiac death,DCD)供器官质量下降、远距离长时间的器官转运需求以及便携式机械灌注装置的研发成功,机械灌注在器官移植中应用再次获得关注。

大量文献表明,相比于 SCS,MP 具有突出的优势:

1. 维持血管床通畅,通过持续动态灌注模拟机体内环境维持血管张力。

2. 持续的营养及氧气供应,去除代谢废物及毒素,并向移植物提供 ATP　在 SCS 低温保存期间,氧气和营养因子的来源终止,细胞内 ATP 的合成持续减少,而 ATP 持续降解并到最终耗竭,引起细胞内代谢产物的异常堆积,最终导致细胞凋亡和坏死。研究发现应用 MP 保存的供体移植后,细胞内 ATP 水平恢复更快,介导细胞凋亡的穿孔素蛋白表达比 SCS 组少。

3. 减轻移植物血管内皮细胞的损伤　研究表明,SCS 因缺乏流体作用而导致转录因子 2 及内皮型一氧化氮合成酶(endothelial nitricoxide synthetase,eNOS)表达减少,一氧化氮生物利用度的降低,NO 是公认的血管舒张因子,因此加剧了血管活性物质内皮素以及血栓素 A2 的生成,从而导致血管内皮细胞功能紊乱。MP 提供的流体剪切力通过增加磷酸化 eNOS 来保护 NO 信号通路,从而改善移植物微循环和血管阻力。

4. 减轻移植过程中的缺血再灌注损伤(ischemia reperfusion injury,IRI)　线粒体是 IRI 的前沿诱导物,冷保存导致线粒体含氧量降低,极大增加了再灌注的前 10 分钟内的氧耗,同时,电子传送链的电子泄漏导致 ROS 的释放,进而引起加重 IRI。低温氧化机器灌注依靠氧化代谢的可逆性抑制改变了线粒体氧化状态,并且在随后常温再灌注中减少了初始 ROS 释放。

5. 实时动态监测移植物功能 通过实时收集胆汁分泌量及灌注液中肝酶水平可以动态反映肝脏活力及功能,利于供肝质量评估。

1993 年,Beyersdorf 等首次提出控制性下肢灌注(controlled limb reperfusion,CLR)的概念,将灌注应用于急性下肢缺血再灌注损伤治疗。Schon 等于 2001 年首次对缺血 60 分钟的猪 DCD 供肝进行 4 小时常温机械灌注,术后移植物存活率明显提高。Vairetti 等于 2007 年使用 20℃携氧的 Krebs-Henseleit(KH)液离体灌注大鼠肝脏 6 小时,首次验证了 SMP 相较于 SCS 的对肝脏的保护作用。SMP 的提出主要是为了避免使用携氧载体和温度控制,让肝脏在室温保存,旨在综合 HMP 和 NMP 的优势、避免两者的不足。SMP 的研究大多还停留在动物实验水平,有文献比较了不同灌注温度(10℃、20℃、30℃、37℃)对大鼠肝移植后代谢改变的影响,证实 10℃或者 20℃对肝脏损伤较少尤其是缺氧损伤。总的来说 SMP 避免了冷保存损伤而且不需要额外的温度控制,但是这项技术尚未开展临床试验,安全性和有效性有待评估。2009 年 Guarrera 等首次完成了 HMP 保存供肝的临床试验。该研究对 20 例接受 HMP(Vasosol 液,4~6℃,灌注 3~7 小时)保存肝脏的受者与 20 例采用 SCS 保存肝脏的受者进行对比,结果显示:HMP 组胆道并发症发生率较低,早期移植物功能丧失发生率更低,血清损伤标志物水平也更低,住院时间更短,提示 HMP 与 SCS 相比,是一种更加安全、可靠的保存供肝方式。随后的一些实验也证实了上述结果。同年,Moers 等认为,脑死亡供体(donation after brain death,DBD)供肾 HMP 相比于 SCS 能够显著减少肾移植术后受者移植肾功能延迟恢复(delayed graft function,DGF)的发生,同时较少的 DGF 发生使肾脏原发性无功能发生率(primary non-function,PNF)和急性排斥反应的发生率降低,并提高移植肾和移植患者的存活率。Op Den Driesa 等于 2013 年首次对临床弃用的 DCD 肝脏进行常温灌注,证实常温机械灌注对 DCD 供肝的修复作用及其临床可行性。牛津大学研究小组于 2013 年首次对常温灌注 24 小时的肝脏进行临床移植,患者术后恢复较好,且 2018 年 nature medicine 杂志报道了常温灌注设备的临床试验结果,共纳入 220 例移植患者,结果显示常温机械灌注显著改善移植术后肝功能且有效减少肝脏弃用率,表明 NMP 实验成功延长了肝脏保存时限,有利于提高肝脏利用率。

Michel 等于 2014 年比较了 HMP 和 SCS 在猪心脏保存中的差异,结果显示两组在心脏收缩功能方面没有差异,HMP 组预示着较好的移植物存活率和患者生存率,但需要更多的动物及临床试验来证实。2015 年,Abbas Ardehali 将一项关于器官呵护系统保存供心的多中心随机对照临床研究结果发表于国际顶尖医学杂志柳叶刀,该研究共纳入 2010 年 6 月—2013 年 9 月的 130 例心脏移植患者,结果发现接受多器官呵护系统保存的供心在延长近 2 小时的离体时间的前提下,与接受冷保存的供心相比,短期各项临床结果均无显著性差异。由此看来,常温不停跳灌注的供心保存技术的远期效果还需进一步观察和研究。同时,考虑实施心脏 NMP,需要解决在心肌无收缩的情况下,增加心脏保存时间,并在移植前评估心脏功能状态,是摆在学者面前的难题。NMP 在肺移植中应用前景乐观,供肺在再灌注过程中通过气管插管可得到氧气,并在移植前通过检测灌注液中的氧合水平来评估移植物状态。而对于胰腺,由于其血流量较低,易于受到灌注液的压力伤害,既往一些关于胰腺机械灌注的研究由于未控制好灌注的压力与流量,常不能取得令人满意的效果,故其研究进展要远远落后于肾脏与肝脏,依然需要大量研究探索(图 1-1)。

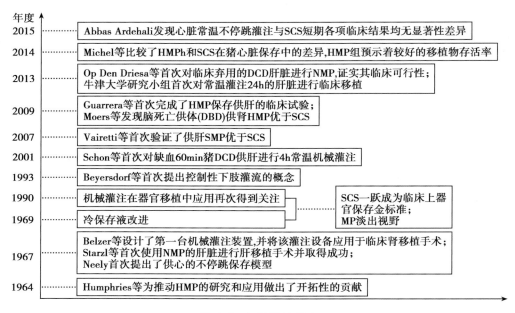

图 1-1　机械灌注历史

第二节　机械灌注对器官保存损伤修复机制

当前,SCS 是供体器官保存普遍采用的方法,这种方法基于低温条件下降低细胞代谢的原理将供器官保存在特殊的器官保存液中,然而低温时细胞的代谢活动并未完全停止。冷保存损伤直接影响保存器官质量,SCS 具有保存时间有限,供体器官切取之前热缺血损伤不可逆,保存过程中产生时间依赖性损伤等局限。MP 具有动态灌注修复,提升供器官质量的特点,可实现远距离、长时间转运器官,近年来研究者对其干预离体器官保存损伤进行了深入研究。

一、低温机械灌注对器官保存损伤修复机制

（一）提供营养成分,清除代谢废物

SCS 在低温保存期间,氧气和营养因子的来源终止,细胞内 ATP 的合成持续减少,而 ATP 持续降解并最终耗竭,引起细胞内代谢产物的异常堆积。机械灌注系统利用机械外力驱动灌注的方式,能持续不断地为移植物提供营养成分,同时清除代谢过程中产生的废物。

（二）减轻移植过程中的 IRI

肝脏 IRI 是一个复杂的病理生理反应,最新研究表明可能由损伤相关分子模式（DAMPs）释放与随后参与的血细胞例如白细胞,血小板和非实质细胞例如库普弗细胞,内皮细胞和树突细胞发起。因此认为新的治疗策略应该以代表再灌注炎症反应的始动因素 DAMPs 为目标。而 DAMPs 与 ROS 正相关,低温氧合机器灌注依靠氧化代谢的可逆性抑制改变了线粒体氧化状态,并且在随后常温再灌注中减少了初始 ROS 释放。因此,通过若干机制可减少线粒体损伤触发引起的线粒体 ROS 释放,进而减少细胞核损伤,减少 DAMPs 释放进入循环。由此推断,线粒体是再灌注损伤的前沿诱导物。相反,冷保存导致线粒体含氧量降低,极大增加了再灌注后 10 分钟的氧耗,同时,电子传送链的电子泄漏导致 ROS 的释放引起细胞核内的 DNA 羟基化和 HMGB-1 的水平增加。释放的 HMGB-1 主要作用于 TLR-4

活化的库普弗细胞。内皮细胞活化和 T 细胞活化加重了损伤的程度,其中包括两种能触发中性粒细胞扣押的固有免疫细胞所分泌 T 细胞因子(白介素 13 和白介素 17)。进一步通过多种途径激活下游肌成纤维细胞,进而刺激了移植物纤维化和肝内胆管上皮细胞的增殖。

(三) 向移植物提供 ATP

在 SCS 低温保存期间细胞内代谢产物异常堆积。线粒体是细胞内主要的物质和能量的代谢场所,在低温条件下其膜电位和通透性转换孔改变,导致细胞凋亡和坏死。研究发现热缺血和冷缺血分别通过激活 caspase-1 和 caspase-3 来诱导细胞凋亡,应用 MP 保存的供器官移植后,细胞内 ATP 水平恢复更快,介导细胞凋亡的穿孔素蛋白表达比 SCS 组少,MP 可能是通过促进 Bcl-xL 和低氧诱导因子-1α 蛋白表达来减少凋亡。ATP 的损耗是引起脂肪肝损伤最主要的因素,低温氧合机械灌注条件下,通过持续提供氧气和腺苷使 ATP 水平明显升高,进而降低脂肪肝脏组织的损伤。因此 ATP 对于维护具有不同程度缺血损伤以及 ATP 持续消耗的边缘供器官的功能具有重要作用。

(四) 减轻移植物血管内皮细胞的损伤

研究表明,SCS 因缺乏流体作用而导致转录因子 2 及内皮型一氧化氮合成酶(endothelial nitricoxide synthetase,eNOS)表达减少,一氧化氮(NO)生物利用度的降低,NO 是公认的血管舒张因子,因此加剧了血管活性物质内皮素以及血栓素 A2 的生成,从而导致血管内皮细胞功能紊乱。HMP 提供的流体剪切力通过增加磷酸化 eNOS 来保护 NO 信号通路,从而改善移植物微循环和血管阻力,其中可能有腺苷酸活化蛋白激酶参与。血管内血液的层流刺激同时可以促进转录因子 KLF2(kruppel-like factor 2)的表达,进而下调黏附分子的表达,减少白细胞的浸润减轻炎症反应,激活 eNOS 以及血栓调节蛋白(TM)的释放,减轻血栓形成,改善微循环,同时促进抗氧化应激转录因子 Nrf2(nuclear factor erythroid 2)生成。近期有研究发现,灌注压力及流速对内皮细胞也有影响。Fondevila 等在低温氧合机械灌注 DCD 猪肝的实验中,观察到由于使用较快的门脉流速 0.47~0.60ml/(min·g),并且采用肝动脉与门静脉双重灌注系统,增加了肝窦内皮细胞的剪切力,增加了肝窦内皮细胞的损伤风险。Shigeta 等在实验中,采用较低的门脉流速 0.06~0.08ml/(min·g),只灌注门静脉,灌注压力在不大于 3mmHg 时,可以避免肝窦内皮细胞的损伤。

二、常温机械灌注对器官保存损伤修复机制

同 SCS 相比,常温机器灌注(NMP)保存的基本原则强调保存过程中生理条件下的细胞代谢;依靠用富氧媒介灌注来预防缺血;持续的代谢底物循环和废物的移除提供 ATP 生成的主要底物;逆转热缺血过程中 ATP 供应中断引起的损伤,且可避免保存过程中肝细胞进一步损伤。同时由于能耗的恢复,常温机器灌注有助于上调保护性蛋白,包括 HO-1 和其他热休克蛋白家族的成员。

NMP 与常温体外膜肺氧合(NECMO)修复 DCD 供肝机制相似,已在临床实践中应用以扩大供肝来源。Brockmann 等比较了 SCS 和 NMP 分别保存心跳供者(HBD)和无心跳供者(NHBD)供肝的效果,HBD 供肝保存 5 小时后两种保存方法没有显著的差异,然而保存 20 小时之后,与 SCS 比较,无论对于 HBD 与 NHBD(热缺血 40 分钟)供肝 NMP 有显著的优势,这些优势表现在酶学标记物的释放、组织学改变以及受者存活率。经过 20 小时 NMP 保存之后 NHBD(热缺血 40 分钟)与 HBD 供肝的受者存活率比较,差异无统计学意义。最近,Dries 等探讨了 NMP 修复人类 DCD 供肝的可行性。4 组不适合进行移植的 DCD 供肝在 6 小

时常温体外修复过程中,酶学标记物包括谷丙转氨酶(ALT)、γ-谷氨酰转肽酶(γ-GT)可维持在较低的恒定水平,同时灌注液中 pH、碳酸氢盐、葡萄糖、乳酸可维持在生理范围之内,修复完毕后肝组织、胆管活检中并未见明显缺血性改变以及细胞凋亡的发生,证明肝脏具有良好的功能活性。在肾脏方面,Hosgood 等报道了在猪自体移植模型中,NMP 同样对肾脏起到保护作用。目前为止,胸部器官常温灌注保存数据非常少。在临床移植中,心脏或许是首个在常温下被灌注的器官,尽管目前尚无实验数据支持。Lindstedt 在最近的文献中报道了一个小样本量的常温修复后的肺移植结果,在机械通气下应用一个短期的常温体外灌注,初步的数据显示了在这些边缘供体移植之后获得了不错的结果。这些实验证据为后续临床试验提供了有力的证据。

第三节 机械灌注装置研发现状

机械灌注是一种再次复兴的器官保存、转运方式,相比于传统静态冷保存其能提高器官体外保存效果、挽救边缘供器官进而拓展供器官来源。目前国内外有多个研究中心致力于器官机械灌注系统研发,诸多相关产品已应用或即将应用于临床。现就肝、肾心肺等大器官机械灌注系统进展做一综述。

一、肝脏

目前供肝机械灌注主要包括以下几个系统:低温机器灌注中有肝脏转运设备 Lifeport Liver Transporter(Itasca,IL,USA)和肝脏辅助装置 Liver Assist device(Groningen,The Netherlands)及国内郑树森院士团队研发的集成 HMP 设备,常温机器灌注有器官常温携氧灌注设备 OrganOx system(Oxford,UK)(图 1-2)。这些产品均尚处于临床试验阶段。此外,2015 国际肝病会议(The International Liver Congress TM 2015)报道可携带机械灌注仪器 Airdrive 可以有效维持 DCD 供肝质量及活力。在大动物上验证其效果,发现 Airdrive 仪器保存供肝后5 天生存率 100%,但其研究结果尚无文献发表。

哥伦比亚大学 James Guarrera 团队首次报道了低温机械灌注应用于临床肝移植,证实 LifeportLiver Transporte 应用于临床安全有效,可以显著降低术后早期移植物失功;2015 年该研究小组又证实这项技术可以用于挽救边缘供肝,临床废弃的肝脏经低温机械灌注后可成功进行受体移植,为拓展供肝来源提供新思路。此外,基于 ECOPS 设备的低温携氧灌注系统(HOPE)也有临床肝移植应用报道,证实 HOPE 方案对 DCD 供肝、再灌注损伤都有保护作用。OrganOx 系统是第一款常温机械灌注系统,此款产品近期完成临床 I 期临床试验。结果显示其在离体供肝脏保存方面安全有效,相比于 SCS 可以显著改善术后 7 天内肝功能水平。UW 液仍是肝脏机械灌注系统最常用的保存液。

二、肾脏

肾脏低温机械灌注主要包括以下系统:Lifeport 肾脏转运器(Zaventem,Belgium)、脉冲式的灌注泵系统 RM3(Minneapolis,USA)、Kidney Assist device(Groningen,The Netherlands)(图1-3),三者均已应用于临床,自低温机械灌注问世以来,肾脏保存方式的选择一直存在争论。理论上,低温机械灌注具有保持血管通畅、提供部分能量和氧气、清除代谢废物等优势。Lifeport 肾脏转运器应用最为广泛,全世界已经应用不少于 5 万例临床肾移植,临床结果显

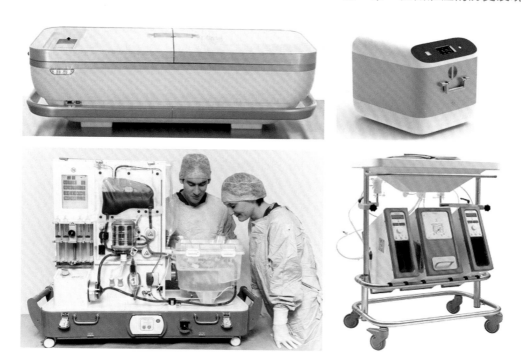

图 1-2 各供肝机械灌注系统

示相比于 SCS 移植减少术后迟发型移植物失功（DGF）、降低术后排斥和改善纤维化、减少医疗开支以及改善临床预后。目前，尚未发现肾脏携氧低温机械灌注的临床报道。肾脏低温机械灌注液主要为肾脏保存溶液-1（KPS-1 kidney preservation solution-1，即 UW-G）和组氨酸-色氨酸-酮戊二酸溶液 HTK 液，KPS-1 为国际公认的规范而标准的肾脏机械灌注液，其在国内也得到广泛使用。

移植肾常温机械灌注在 1976 年首次提出，近年首次应用于临床，但这些系统多为自制系统，尚未商业化。英国莱斯特综合医院研究结果证实其在减少 DGF 方面同样效果显著。

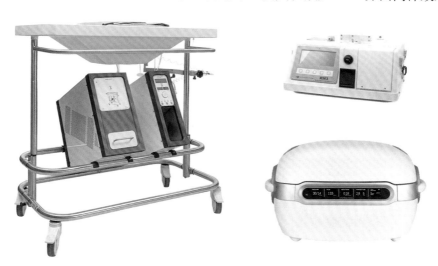

图 1-3 各种肾脏低温机械灌注系统

三、心脏

SCS 是心脏移植最常用的保存方式,但其保存时限仅 4 小时。这极大地限制了心脏移植的发展,这也是美国所有心脏捐献中仅只有 27% 捐献成功的原因之一。而如此多的供心浪费也导致更多的终末期心脏疾病患者不能及时得到移植机会。

Life Cradle 心脏灌注系统(heart perfusion system,Frisco,USA)是从 1999 年开始研发的低温机械灌注仪器,它具有操作简单、轻便、可携带等特点(图 1-4)。目前,基于该设备在德克萨斯大学西南医学中心(Texas Southwestern and Texas Tech University)已经进行了 300 余例动物实验,这些数据不但优化设备参数设定且证实了其心脏保存效果优于传统冷保存。临床试验进一步证实此结论且可以将离体心脏安全保存实现拓展至 12 小时,另外,在受试的 33 例临床供心中有 50% 的弃用心脏经过 Life Cradle 心脏灌注系统灌注后可以重新应用于心脏移植。除了将弃用肝脏修复再利用外,此系统还有助于更好地保存 DCD 供心,有望进一步扩展供心来源。此项技术显著提高了心脏体外保存时间、扩展了心脏转运距离、提高了供心脏利用率。

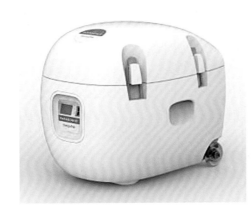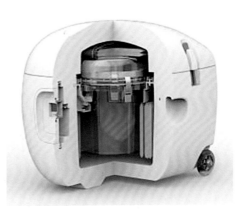

图 1-4 Life Cradle 心脏灌注系统

四、肺脏

在美国,仅 15% 的供肺被移植到受体。XPSTM-XVIVO 灌注系统(Goteborg,Sweden)是一款肺脏常温机械灌注设备,曾获得 NASA 评选的医疗器械设计一等奖,2014 年 8 月已经获得 FDA 批准,目前可在市场上买到成品(图 1-5)。包括离心泵、制冷/制热装置、血气分析模块和机械通气模块,以专用的 STEEN Solution 为冲洗液然后血液为灌注液,可以在灌注过程中对肺脏进行功能评价。南美一项临床研究结果显示应用此项技术后 60% 的供肺得到了移植,比之前报道的 15% 整整提高了 45% 的利用率。另外,此设备也可以用于肺癌、囊性纤维化等的化疗、基因甚至干细胞治疗。

五、多器官应用

WASOWAVE(Smart Perfusion,LLC,USA)是一款平台型常温机械灌注仪器,几乎适用于各种器官灌注尤其是肝脏和肾脏,已经提交 FDA 认证(图 1-6)。此设备在常温下可以实时

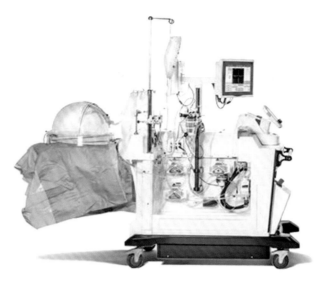

图 1-5　XPSTM-XVIVO 灌注系统

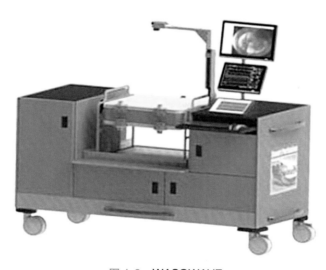

图 1-6　WASOWAVE

传送氧气、葡萄糖和其他营养物质至离体器官,维持离体脏器活力。核心技术研发了 7 年,而 Smart Perfusion 这款设备整整研发了 5 年,缺点是不可携带。

Organ care system(USA)是一款低温机械灌注设备,临床试验证实其适用于肝、肾、心、肺,可以降低离体器官代谢率、延长供器官保存时间,应用于器官复苏、脂肪肝去脂、转运等(图 1-7)。它由两部分组成:可移动平台加器官特异性灌注系统。可移动平台包括氧合模块、泵,最大的特色是包含一块无线显示屏可以实时监测显示灌注过程中的各种参数及器官相关的功能指标。

此外在 Lifeport 肝脏转运器与肾脏转运器的相关技术上,相关研发团队也研发了一款温度可控适用于多器官保存的 Work Station(Itasca,IL,USA)。它整合了两个转运设备的相关技术,能够实现器官体外温度控制 0~37℃、持续补充氧气、动态监测器官活力等。具有以下优势:①减少时间依赖的缺血损伤;②体外供肝功能评估;③挽救边缘供肝、扩展供器官来

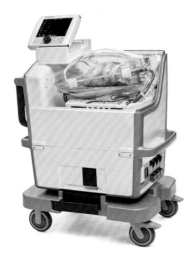

图 1-7　Organ care system

源;④增加移植数量、减少移植术后并发症;⑤改善预后、最大化利用供器官、减少医疗费用。

六、总结

尽管基础与临床实践已证实机械灌注可改善供器官保存质量、延长器官保存时间,静态冷保存依然是目前器官移植领域的主要方法,由于其简便、经济且能满足大多数器官保存要求。机械灌注设备相对笨重且费用较高,另外需要额外的插管技术,转运要求也更高。但是随着公民逝世后器官捐献成为常态化工作,边缘供器官的应用如心脏死亡后捐献也日益增加,远距离器官转运进行异地移植需求亦日益增加,传统的静态冷保存技术已不能适应新形势下的器官移植工作要求,机械灌注得到了前所未有的重视,灌注产品也层出不穷。

目前器官移植领域低温机器灌注系统应用较广泛,但灌注的途径、灌注的流速及压力、氧合的程度、温度等主要参数,目前尚未统一共识。另外,相比于低温机械灌注,常温机械灌注能够维持肾脏的正常代谢,避免了冷缺血损伤,同时常温状态下对于维持细胞的形态和功能有一定意义。NMP 的灌注液多为血制品,为离体器官功能性质量评价提供了有利条件。常温机械灌注除了保存器官外,在边缘供肾的质量修复方面可能更有优势,此观点还需更多临床研究证实。

随着生物医学、工程学及移植技术的不断进步,新型的机械灌注设备必将更加易于操作、便携、稳定有效,其带来的器官保存与修复的新技术革命,必将更好地改善供器官质量、改善移植预后,最终造福病患。

第四节　机械灌注关键参数

目前,国内外虽有多个中心致力于供器官 MP 的研究开发,但其灌注系统市场化进程缓慢。虽然越来越多的证据表明 MP 优于 SCS,但是各中心在 MP 的众多关键参数,包括温度、流速、压力、灌注途径和氧合等方面都未取得共识。

一、灌注温度

MP 可根据灌注过程中维持温度条件可以分为低温型(HMP)、常温型(NMP)和亚低温型(SMP),维持温度分别为 4~6℃、35~37℃及 20~25℃。

目前 HMP 是普遍应用的 MP 类型,与传统的 SCS 类似,都是通过降低温度来减缓离体供肝代谢率,但是会引起冷保存损伤。NMP 确保了灌注温度与机体基本一致,主要通过灌注过程中不断补充营养物质及氧气来维持离体肝脏正常代谢,但是灌注过程中需要携氧载体和温度控制,技术实现上较复杂。SMP 应用于特定温度下且溶解氧足以支持代谢活性,避免了冷保存损伤,但是这项技术尚未开展临床试验,安全性和有效性有待评估。常温灌注可避免低温保存损伤,能更好进行离体脏器功能评估,但亦存在如何持续进行补充底物体、清除代谢物以及潜在的易于微生物滋生这些有待改进的技术不足。

二、灌注途径

本部分内容以肝脏为例,肝脏的脉管系统比较复杂,供肝的灌注途径包括门静脉、肝静脉、肝动脉以及门静脉-肝动脉双灌注。通过门静脉持续灌注是目前最常用的灌注途径,但这种方式不能保证胆管营养,且容易造成胆管损伤。肝静脉灌注也叫反向灌注,它和门静脉-肝动脉双灌注最大优势均为灌注网络可以覆盖门静脉和肝动脉系统,减少胆管损伤,另外,单纯肝动脉灌注的灌注量较小,且有动物实验表明其在抑制转氨酶升高和维持胆汁分泌方面均不如其他 3 种灌注方式,因此应用较少。

三、灌注压力

灌注压力分为生理灌注压、亚生理灌注压及低灌注压。高灌注压可导致内皮细胞通透性增加,易破坏内皮细胞结构完整性,但灌注压过低又会导致灌注不充分,所以目前普遍认为在保证灌注充分的前提下灌注压力应尽可能低。大鼠实验表明,25%的生理灌注压力(即门静脉压力 4mmHg,肝动脉压力约 25mmHg,1mmHg = 0.133kPa)能够保证充分灌注并且较少引起细胞损伤;12.5%的灌注压力造成明显灌注不充分,50%的灌注压力将引起细胞的高灌注损伤。

四、灌注速度

目前,对机器灌注流速还未达成共识,相关报道中提到的门静脉灌注流速在 0.14 ~ 0.5ml/(min·g)之间,肝动脉灌注流速在 0.1 ~ 1.2ml/(min·g)。值得注意的是,有大鼠实验表明,灌注过程中肝动脉持续流速是血管内皮细胞损伤的独立危险因素。

灌注可以是脉冲式,经典的通过滚动泵与柱塞泵或持续通过离心泵,脉冲式灌注因其流速更符合生理灌注,最早应用于低温肾脏灌注,然而对于其应用仍存在争议,最近有研究表明脉冲式灌注可减缓保存损伤。常温灌注条件下多采用离心泵避免溶血及红细胞损伤。

五、灌注氧合

对于 MP 过程中的氧合问题目前仍有争议。有学者认为低温可以降低代谢率,例如 4℃时,供肝代谢率可以降到正常情况的 5% ~ 10%,不需要额外提供氧气。持反对意见的学者认为,即使在 4℃低温状态下,离体肝脏仍需要提供额外的氧气,且供氧量应达到 0.27mol(min·g),但是溶解在灌注液中的氧气往往达不到如此浓度。对于 NMP 和 SMP 提供额外氧气可增加抗氧化产物、恢复线粒体功能已经基本达成共识,目前研究认为应维持氧分压为 19.2kPa 或 55.0kPa,但何为最优参数,还需要进一步数据支持。

MP 在肾移植领域应用已经较为广泛,并取得显著的临床效果,但在肝移植领域应用尚处于临床试验阶段,SCS 依然是离体肝脏保存最常用的方法。越来越多的证据表明 MP 优于 SCS,但是各中心在 MP 的众多关键参数,包括温度、流速、压力、灌注途径和氧合等方面都未取得共识。这些参数的设置直接关系到供肝保存及移植的效果,须进行合理的优化组合使之达到最佳临床效果。MP 要得到迅速的临床推广应用,一方面需要运用生物工程技术手段使得 MP 系统本身进一步简化,变得容易携带与操作,另一方面必须通过更多的基础及临床试验合理优化 MP 参数,寻找这些关键参数的最佳组合,并使之规范化、标准化。

(贾俊君　何宁　李浩宇　李建辉)

关 键 要 点

1. 机械灌注的概念早在 1967 年就被提出。
2. 机械灌注发挥保护机制的核心是减少保存损伤及缺血再灌注损伤。
3. 肾脏机械灌注已有成熟产品,其他领域产品尚处于前临床验证阶段。
4. 机械灌注过程中关键参数如温度、流速、压力、氧合等仍需要进一步统一规范。

参 考 文 献

1. Humphries AL Jr,Russerll R,Gregory J,et al. Succesful reimplantation of twenty four hour stored kidney to nephrectomized dog[J]. Ann N Y Acad Sci,1964,120:496-505.

2. Humphries AL Jr,Russerll R,Gregory J,et al. Hypothermic perfusion of the canine kidney for 48 hours followed by reimplantion[J]. Am Surg,1964,30:748-752.

3. Belzer F,Ashby B,Dunphy J. 24 hours and 72 hours preservation of canine kidneys[J]. Lancet,1967,2:536.

4. Starzl TE,Groth CG,Brettschneider L,et al. Extended survival in 3 cases of orthotopic homotransplantation of the human liver[J]. Surgery,1968,63(4):549-563.

5. Beyersdorf F,Mitrev Z,Eckel L,et al. Controlled limb reperfusion as a new surgical technique to reduce postischemic syndrome[J]. The Journal of thoracic and cardiovascular surgery 106,1993:378-380.

6. Schön MR,Kollmar O,Wolf S,et al. Liver transplantation after organ preservation with normothermic extracorporeal perfusion[J]. Ann Surg,2001,233(1):114-123.

7. Guarrera JV,Henry SD,Samstein B,et al. Hypothermic machine preservation in human liver transplantation:the first clinical series[J]. Am J Transplant,2010,10(2):372-381.

8. Moers C,Smits JM,Maathuis MH,et al. Machine perfusion or cold storage in deceased-donor kidney transplantation[J]. N Engl J Med,2009,360:7-19.

9. op Den Dries S,Karimian N,Suttonet ME,et al. Ex vivo normothermic machine perfusion and viability testing of discarded human donor livers[J]. Am J Transplant,2013,13(5):1327-1335.

10. University of Oxford. Device keeps human liver alive outside body[M]. ScienceDaily,2013. www. sciencedaily. com/releases/2013/04/130407150104. htm.

11. Michel SG,La Muraglia GM,Madariaga ML,et al. Preservation of donor hearts using hypothermic oxygenated perfusion[J]. Ann Transplant,2014,19:409-416.

12. van Golen RF,van Gulik TM,Heger M. Mechanistic overview of reactive species-induced degradation of the endothelial glycocalyx during hepatic ischemia/reperfusion injury[J]. Free Radic Biol Med,2012,52:1382.

13. Zhai Y,Petrowsky H,Hong JC,et al. Ischaemia-reperfusion injury in liver transplantation-from bench to bedside[J]. Nat Rev Gastroenterol Hepatol,2013,10:79.

14. Land WG. Emerging role of innate immunity in organ transplantation part II:potential of damage-associated molecular patterns to generate immunostimulatory dendritic cells[J]. Transplant Rev(Orlando),2012,26:73.

15. Belzer FO,Ashby BS,Dunphy JE. 24-hour 72-hour preservation of canine kidneys[J]. Lancet,1967,2:536.

16. Schlegel A,Rougemont O,Graf R,et al. Protective mechanisms of end-ischemic cold machine perfusion in DCD liver grafts[J]. J Hepatol,2013,58(2):278.

17. Tang D,Kang R,Zeh HJ,et al. High-mobility group box 1,oxidative stress,and disease[J]. Antioxid Redox

Signal,2011,14(7):1315.

18. Schlegel A,Kron P,Graf R,et al. Warm vs. cold perfusion technique to rescue rodent liver grafts[J]. J Hepatol,2014.

19. Land WG. Emerging role of innate immunity in organ transplantation:part I:evolution of innate immunity and oxidative allograft injury[J]. Transplant Rev (Orlando),2012,26:60.

20. Loor G,Kondapalli J,Iwase H,et al. Mitochondrial oxidant stress triggers cell death in simulated ischemia-reperfusion[J]. Biochim Biophys Acta,2011,1813:1382.

21. Levraut J,Iwase H,Shao ZH,et al. Cell death during ischemia:relationship to mitochondrial depolarization and ROS generation[J]. Am J Physiol Heart Circ Physiol,2003,284:549.

22. van Golen RF,van Gulik TM,Heger M. The sterile immune response during hepatic ischemia/reperfusion[J]. Cytokine Growth Factor Rev 2012;23:69. 65. Schlegel A,Rougemont O,Graf R,Clavien PA,Dutkowski P. Protective mechanisms of end-ischemic cold machine perfusion in DCD liver grafts[J]. J Hepatol,2013, 58:278.

23. Schlegel A,Graf R,Clavien PA,et al. Hypothermic oxygenated perfusion(HOPE)protects from biliary injury in a rodent model of DCD liver transplantation[J]. J Hepatol,2013,59:984.

24. van Golen RF,Reiniers MJ,Olthof PB,et al. Sterile inflammation in hepatic ischemia/reperfusion injury:present concepts and potential therapeutics[J]. J Gastroenterol Hepatol,2013,28:394.

25. Friedman SL,Sheppard D,Duffield JS,et al. Therapy for fibrotic diseases:nearing the starting line[J]. Sci Transl Med,2013,5:167sr1.

26. Lukacs-Kornek V,Schuppan D. Dendritic cells in liver injury and fibrosis:Shortcomings and promises[J]. J Hepatol,2013,59:1124.

27. Hosgood SA,Nicholson HF,Nicholson ML Oxygenated kidney preservation techniques[J]. Transplantation, 2012,93(5):455-459.

28. La Manna G,Conte D,Cappuccilli ML,et al. An in vivoautotransplant model of renal preservation:cold storage versus machine perfusion in the prevention of ischemia/reperfusion injury[J]. Artif Organs,2009,33(7):565-570.

29. Bessems M,Doorschodt BM,Kolkert JL,et al. Preservation of steatotic livers:a comparison between cold storage and machine perfusion preservation[J]. Liver Transpl,2007,13:497-504.

30. Gracia-Sancho J,Villarreal G Jr,Zhang Y,et al. Flow cessationtriggers en dothelial dysfunction during organ cold storage conditions:strategies for pharmacologic intervention[J]. Transplantation,2010,90(2):142-149.

31. Chatauret N,Coudroy R,Delpech PO,et al. Mechanistic analysis of nonoxygenated hypothermic machine perfusion's protection on warm ischemic kidney uncovers greater eNOS phosphorylation andvasodilation[J]. Am J Transplant,2014,14(11):2500-2514.

32. Minor T,Manekeller S,Sioutis M,et al. Endoplasmic and preservation[J]. Eur Surg Res,2015,54(3-4): 114-126.

33. Jain S,Xu H,Duncan H,et al. Ex-vivo study of flow dynamics and endothelial eell structure during extended hypothermic machine peffusion preservation of livers[J]. Cryobiology,2004,48(3):322-332.

34. Marrone G,Maeso-Díaz,Garc a-Cardena G,et al. KLF2 execs antifibrotic and vasoprotective effects in cirrhotic rat livers:behind the molecular mechanisms of statins[J]. Gut,2015,64(9):1434-1443.

35. Doddaballapur A,Michalik KM,Manavski Y,et al. Laminar shear stress inhibits endothelial cell metabolism via KLF2-mediated repression of PFKFB3[J]. Arterioscler Thromb Vase Biol,2015,35(1):137-145.

36. Fondevila C,Hessheimer AJ,Maathuis MH,et al. Hypothermic oxygenated machine peHusion in porcine donation after circulatory determination of death liver transplant[J]. Transplantation,2012,94(1):22-29.

37. Shigeta T,Matsuno N,Obara H,et al. Impact of rewarming preservation by continuous machine peffusion:im-

proved posttransplant recovery in pigs[J]. Transplant Proc,2013,45:1684-1689.

38. Saad S,Minor T. Short-term resuscitation of predamaged donor livers by brief machine perfusion:the influence of temperature[J]. Transplant Proc,2008,40:3321-3326.

39. Tolboom H,Pouw RE,Izamis ML,et al. Recovery of warm ischemic rat liver grafts by normothermic extracorporeal perfusion[J]. Transplantation,2009,87:170-177.

40. Vajdova K,Smrekova R,Mislanova C,et al. Coldpreservation-induced sensitivity of rat hepatocyte function to rewarming injury and its prevention by short-term reperfusion[J]. Hepatology,2000,32:289-296.

41. Stegemann J,Minor T. Energy charge restoration,mitochondrial protection and reversal of preservation induced liver injury by hypothermic oxygenation prior to reperfusion[J]. Cryobiology,2009,58(3):0-336.

42. Brasile L,Buelow R,Stubenitsky BM,et al. Induction of heme oxygenase-1 in kidneys during ex vivo warm perfusion[J]. Transplantation,2003,76:1145-1149.

43. Brockrnann J,Reddy S,Coussios C,et al. Normothermic perfusion:a new paradigm for organ preservation[J]. Ann Surg,2009,250(1):1-6.

44. Hosgood SA,Barlow AD,Yates PJ,et al. A pilot study assessing the feasibility of a short period of normothermic preservation in an experimental model of non heart beating donor kidneys[J]. J Surg Res,2011,171(1):283-290.

45. Lindstedt S,Hlebowicz J,Koul B,et al. Comparative outcome of double lung transplantation using conventional donor lungs and nonacceptable donor lungs reconditioned ex vivo[J]. Interact Cardiovasc Thorac Surg,2011,12(2):162-165.

46. Ravikumar R,Jassem W,Mergental H,et al. Liver transplantation after ex vivo normothermic machine preservation:a Phase 1 (first-in-man) clinical trial[J]. Am J Transplant,2016,16(6):1779-1787.

47. Perera M,Mergental H,Stephenson B,et al. First human liver transplantation using a marginal allograft resuscitated by normothermic machine perfusion[J]. Liver Transpl,2015.

48. Guarrera JV,Henry SD,Samstein B,et al. Hypothermic machine preservation in human liver transplantation:the first clinical series[J]. Am J Transplant;10:372-381.

49. Guarrera JV,Henry SD,Samstein B,et al. Hypothermic machine preservation facilitates successful transplantation of "orphan" extended criteria donor livers[J]. Am J Transplant,2015,15:161-169.

50. Dutkowski P,Schlegel A,de Oliveira M,et al. HOPE for human liver grafts obtained from donors after cardiac death[J]. J Hepatol,2014,60:765-772.

51. Rosenthal JT,Herman JB,Taylor RJ,et al. Comparison of pulsatile machine perfusion with cold storage for cadaver kidney preservation[J]. Transplantation,1984,37:425-426.

52. Halloran P,Aprile M. A randomized prospective trial of cold storage versus pulsatile perfusion for cadaver kidney preservation[J]. Transplantation,1987,43:827-832.

53. Jaffers GJ,Banowsky LH. The absence of a deleterious effect of mechanical kidney preservation in the era of cyclosporine[J]. Transplantation,1989,47:734-736.

54. Siedlecki A,Irish W,Brennan DC. Delayed graft function in the kidney transplant[J]. Am J Transplant,2011,11:2279-2296.

55. Sedigh A,Tufveson G,Backman L,et al. Initial experience with hypothermic machine perfusion of kidneys from deceased donors in the Uppsala region in Sweden[J]. Transplant Proc;45:1168-1171.

56. Deng R,Gu G,Wang D,et al. Machine perfusion versus cold storage of kidneys derived from donation after cardiac death:a meta-analysis[J]. PLoS One 2013;8:e56368.

57. Kwiatkowski A,Wszola M,Perkowska-Ptasinska A,et al. Influence of preservation method on histopathological lesions of kidney allografts[J]. Ann Transplant,2009,14:10-13.

58. Garfield SS,Poret AW,Evans RW. The cost-effectiveness of organ preservation methods in renal transplanta-

tion：US projections based on the machine preservation trial［J］. Transplant Proc,2009,41：3531-3536.

59. Moers C,Pirenne J,Paul A,et al. Machine Preservation Trial Study G. Machine perfusion or cold storage in deceased-donor kidney transplantation［J］. N Engl J Med,2012,366：770-771.

60. Lee CY,Jain S,Duncan HM,et al. Survival transplantation of preserved non-heart-beating donor rat livers：preservation by hypothermic machine perfusion［J］. Transplantation,2003,76：1432-1436.

61. Fuller BJ,Pegg DE. The assessment of renal preservation by normothermic bloodless perfusion［J］. Cryobiology,1976,13：177-184.

62. Hosgood SA,Nicholson ML. First in man renal transplantation after ex vivo normothermic perfusion［J］. Transplantation,2011,92：735-738.

63. Nicholson ML,Hosgood SA. Renal transplantation after ex vivo normothermic perfusion：the first clinical study［J］. Am J Transplant,2013,13：1246-1252.

64. Rosenbaum DH,Peltz M,DiMaio JM,et al. Perfusion preservation versus static preservation for cardiac transplantation：effects on myocardial function and metabolism［J］. J Heart Lung Transplant,2008,27：93-99.

65. Peltz M,He TT,Adams GAt,et al. Perfusion preservation maintains myocardial ATP levels and reduces apoptosis in an ex vivo rat heart transplantation model［J］. Surgery,2005,138：795-805.

66. Cobert ML,Merritt ME,West LM,et al. Metabolic characteristics of human hearts preserved for 12 hours by static storage,antegrade perfusion,or retrograde coronary sinus perfusion［J］. J Thorac Cardiovasc Surg,2014,148：2310-2315 e2311.

67. Onorati F,Santarpino G,Cristodoro L,et al. Continuous coronary sinus perfusion reverses ongoing myocardial damage in acute ischemia［J］. Artif Organs,2009,33：788-797. PMID：20063441.

68. Stamp NL,Shah A,Vincent V,et al. Successful Heart Transplant after Ten Hours Out-of-body Time using the TransMedics Organ Care System［J］. Heart Lung Circ,2015,24：611-613.

69. Warnecke G,Moradiellos J,Tudorache I,et al. Normothermic perfusion of donor lungs for preservation and assessment with the Organ Care System Lung before bilateral transplantation：a pilot study of 12 patients［J］. Lancet,2012,380：1851-1858.

70. Perera MT,Clutton-Brock T,Muiesan P. One donor,two types of preservation：first description of a donation after circulatory death donor with normothermic abdominal perfusion and simultaneous cold perfusion of lungs［J］. Liver Transpl,2014,20：1012-1015.

71. Ardehali A,Esmailian F,Deng M,et al. Ex-vivo perfusion of donor hearts for human heart transplantation（PROCEED Ⅱ）：a prospective,open-label,multicentre,randomised non-inferiority trial［J］. Lancet,2015,385：2577-2584.

72. Van Caenegem O,Beauloye C,Bertrand L,et al. Hypothermic continuous machine perfusion enables preservation of energy charge and functional recovery of heart grafts in an ex vivo model of donation following circulatory death［J］. Eur J Cardiothorac Surg,2015,45：1348-1353.

73. Kay MD,Hosgood SA,Harper SJ,et al. Static normothermic preservation of renal allografts using a novel non-phosphate buffered preservation solution［J］. Transpl Int,2007,20：88-92.

74. Thiara AP,Hoel TN,Kristiansen F,et al. Evaluation of oxygenators and centrifugal pumps for long-term pediatric extracorporeal membrane oxygenation［J］. Perfusion,2007,22：323-326.

75. Bagul A,Hosgood SA,Kaushik M,et al. Experimental renal preservation by normothermic resuscitation perfusion with autologous blood［J］. Br J Surg,2008,95：111-118.

76. Hosgood SA,van Heurn E,Nicholson ML. Normothermic machine perfusion of the kidney：better conditioning and repair？［J］. Transpl Int,2015,28：657-664.

77. Monbaliu D,Brassil J. Machine perfusion of the liver：past,present and future［J］. Curr Opin Organ Transplant；15：160-166.

78. Jomaa A, Gurusamy K, Siriwardana PN, et al. Does hypothermic machine perfusion of human donor livers affect risks of sinusoidal endothelial injury and microbial infection? A feasibility study assessing flow parameters, sterility, and sinusoidal endothelial ultrastructure[J]. Transplant Proc; 45: 1677-1683.

79. Compagnon P, Clement B, Campion JP, et al. Effects of hypothermic machine perfusion on rat liver function depending on the route of perfusion[J]. Transplantation, 2001, 72: 606-614.

80. t Hart NA, der van Plaats A, Leuvenink HG, et al. Determination of an adequate perfusion pressure for continuous dual vessel hypothermic machine perfusion of the rat liver[J]. Transpl Int, 2007, 20: 343-352.

81. Vekemans K, Liu Q, Pirenne J, et al. Artificial circulation of the liver: machine perfusion as a preservation method in liver transplantation[J]. Anat Rec (Hoboken), 2008, 291: 735-740.

82. Hessheimer AJ, Fondevila C, Garcia-Valdecasas JC. Extracorporeal machine liver perfusion: are we warming up? [J]. Curr Opin Organ Transplant; 17: 143-147.

83. Tullius SG, Garcia-Cardena G. Organ procurement and perfusion before transplantation[J]. N Engl J Med, 2009, 360: 78-80.

84. Olschewski P, Gass P, Ariyakhagorn V, et al. The influence of storage temperature during machine perfusion on preservation quality of marginal donor livers[J]. Cryobiology, 2010, 60: 337-343.

85. van der Plaats A, t Hart NA, Verkerke GJ, et al. Hypothermic machine preservation in liver transplantation revisited: concepts and criteria in the new millennium[J]. Ann Biomed Eng, 2004, 32: 623-631.

86. van der Plaats A, Maathuis MH, NA TH, et al. The Groningen hypothermic liver perfusion pump: functional evaluation of a new machine perfusion system[J]. Ann Biomed Eng, 2006, 34: 1924-1934.

87. t Hart NA, van der Plaats A, Moers C, et al. Development of the isolated dual perfused rat liver model as an improved reperfusion model for transplantation research[J]. Int J Artif Organs, 2006, 29: 219-227.

88. Nasralla D, Coussios C C, Mergental H, et al. A randomized trial of normothermic preservation in liver transplantation[J]. Nature, 2008, 557: 50-56.

第二章

机械灌注保存修复器官原理

对于一个离体器官而言,缺血现象是不可避免的,停止血供会进一步导致氧气供给匮乏,器官离体后的几分钟内,细胞迅速从有氧代谢转化为缺氧代谢,并限制性地产生乳酸和质子。其次,缺血早期也开始发生细胞去极化现象,进而导致离子浓度失衡,最终导致器官内细胞的大量坏死。离体器官另一个不可忽略的影响是供给能量的缺失,使得器官功能逐渐衰弱。对离体器官实施机械灌注,其主要目的是通过连续输送营养和氧气,从而一定程度上保护细胞免受缺血缺氧损伤,从而延长离体器官的体外保存时间。

第一节 机械灌注保存研究基础

一、机械灌注背景

自1998年以来,在器官共享联合网(UNOS)注册肾移植需求病人的数量以2 400例的速度增长,换而言之,如果每年从额外多于1 200名供体中得到2 400枚肾脏,或者放宽肾源供体验收标准,则等待队伍将不再变长。文献显示心脏死亡供体是脑死亡供体的2~4.5倍,充分利用心脏死亡供体,获取的肾源将使总供应量提升40%。目前医院99%脑死亡供体所提供的肾脏是可用的,但对于无心搏供体由于一方面能接受的缺血时间不确定,另一方面供体心脏停搏前的生命条件、所患疾病以及年龄等复杂因素均决定了器官的质量,此外如器官免疫力和心血管状态等多种因素会使器官移植效果变得复杂与不稳定。器官移植是唯一能够有效治疗终末期器官疾病的方法,但由于器官供需之间的矛盾日益突出,使得器官体外保存期间的活性维持成为移植成功的前提和基本保障,故有效延长保存器官时限对器官移植而言意义重大,并已成为打破该领域临床应用的突破口之一。

维持低温环境是保护离体器官细胞组织的基础,其保护机制为:器官获取和局部缺血导致能量和氧气供给缺乏,使器官细胞迅速从有氧代谢转化为缺氧代谢,生成乳酸和质子,并发生细胞去极化现象,进而导致离子浓度失衡和细胞坏死。研究发现质子和钙浓度上升是导致细胞死亡的直接原因。然而,生化反应的基本原理都是分子活动和迁移,且其由所获得的热量支配,换而言之,温度降低会导致分子活动减慢,从而使细胞内生化反应活动随之成比例衰弱。研究证明,随着与局部缺血缺氧有关的化学过程被中止,离体器官的进一步恶化也得到有效阻止,表2-1列出了低温环境对局部缺血的器官带来的主要影响。

表 2-1　低温环境对局部缺血的影响

主　要　影　响	作　用　机　制
抑制反应速率	①减缓新陈代谢和氧气需求 ②降低酶作用速率和能量消耗 ③削弱缺血性损伤的化学过程
代谢解偶联	整体生化途径的紊乱
能量代谢	从有氧呼吸到无氧呼吸的复杂变换并寻求保存最佳温度
离子转移、细胞肿胀	细胞膜的离子和水的被迫重分配以对抗细胞需求
质子活动改变	调节 pH 来缓冲细胞需求
产生氧自由基（ODFR）	增加细胞的敏感性产生 ODFR 以对抗自然免疫的衰退
结构改变	膜相位改变、磷脂损失

传统离体器官有两种保存模式:静态冷保存(SCS)和机械灌注保存(MP)。由于前者操作简单便利,成本相对较低,后者装置复杂、成本昂贵,故 SCS 成为各器官移植中心的首选。美国器官获取与移植网(Organ Procurement and Transplantation Network)数据显示,目前仅 20%肾脏利用 HMP 方式保存。但是临床研究表明,MP 相比 SCS 能够给离体器官提供更好的早期保护,例如肾移植,MP 能够有效抑制二氧化碳对肾脏的破坏,减少移植肾脏功能延迟恢复时间,同时,其能够更有效提升移植肾存活率和微循环完整性。此外,研究表明低温机械灌注不但有助于提高受者术后生存率,而且增加离体器官保存期间的氧气供应与物质能量补充,改善其复灌后的能量代谢,减少脂质过氧化物的蓄积,降低氧化应激损伤,有助于改善术后器官功能。而在 SCS 方式中,冰水混合液对器官细胞具有一定破坏性,且静态保存的养分消耗也易使器官失活,MP 的应用日益增加。

二、机械灌注研究基础

20 世纪 70 年代,国外器官移植中心开始将机械灌注技术用于肾脏器官的运输和保存,在低温条件下,机械灌注装置通过模拟动脉搏动反复循环灌洗离体器官,同时不断为其提供能量代谢底物,维持组织细胞的平衡,以降低肾功能延迟恢复(DGF)发生率。到 90 年代初,虽然低温机械灌注的临床应用被重新提及,但研究者们在移植存活率的问题上仍有争议:一方面,机械灌注所需人力资源较多,后勤和维护成本要求更高,且传统冰水混合静态保存是安全有效的;另一方面,虽然机械灌注更有利于延长器官保存时间,但对于已被热缺血损伤的器官来说,延长冷缺血保存时间反而会给移植带来更多的负面影响,如心脏死亡供体(NHBD)器官,故要尽可能缩短热缺血时间,换而言之,机械灌注方式仅有利于有心搏供体器官的短期保存,以满足急需器官移植的病人,同时在机械灌注过程中,不同器官的生理参数与动力学特征具有差异:

1. 心脏保存　临床医学普遍认为,对供心利用 SCS 保存,其冷缺血的安全时间限制在 4~6 小时,如果在 8~10℃条件下对心脏持续灌注 5 小时,心脏容积负载指数可恢复至缺血前水平,但是若在 4℃条件下利用 SCS 保存 5 小时,虽然其生化特性和微结构特性与前者相似,但心脏心肌无法恢复至初始收缩状态。虽然低温机械灌注有望恢复心脏收缩能力,但由于心脏保存的关键参数如溶液成分、灌注温度、灌注压力、流速等均受到心肌水肿的条件限制,并带来很大风险。目前欧美国家已设计两款心脏灌注保存系统:①美国纽约研究中心的LifeCradle HR 低温心脏灌注机,将其用于实验狗心脏灌注(在 5℃ 条件持续灌注 10 小时)的研究发现,在灌注速率对心肌衰弱流动分布的影响[5~30ml/(min·100g)]中,低流速时心肌增大值(11±4%)相比高流速(34±4%)更少,而高流速存在更多心肌水肿风险;②另外有一器官呵护系统(organ care system,OCS),其采用含氧和富营养的温血对心脏实施灌注以维持心脏脉搏,系统已在欧洲和美国获得临床应用的批准,并且评估了用于心脏移植的 OCS 的安全性和可靠性。

2. 肝脏保存　目前的临床移植肝脏保存系统,其冷保存时间不超过 6 小时,研究者利用实验猪肝测试样机,如格罗宁根机械灌注系统(groningen machine perfusion,GMP)和器官修复系统(organ recovery systems,ORS),主要观察 24 小时持续灌注的均衡性、细胞伤害程度、低温和流速维持等指标,该系统已进入临床试验。2008 年哥伦比亚大学 Guarrera 团队首次利用 HMP 灌注系统进行人类肝脏移植临床试验(19 例),结果表明病人肝脏移植存活率非常高,且无移植肝失功与血管并发症情况出现。研究者也同时开始关注机械灌注参数的灵活性,分别考虑心脏脉动和停止时灌注液的流动状况,结果表明,虽然 HMP 系统能够保持恒流恒压,但低温条件下可能会增加血管阻力和剪应力,并对肝窦内皮细胞和内质网造成损伤。

3. 肾脏保存　研究表明,NHBD 供体肾脏移植效果与机械灌注的保存模式有关,脑死亡供体(死亡时仍有心搏)供肾通过机械灌注保存比静态冷保存延迟恢复速度更快,不过在肾脏移植 6 个月后达到相同的肌酐水平。英国牛津大学肾脏移植中心应用 LifePort 灌注机,其平均移植保存时间为 13 小时,灌注流速为(115.5±7.8)ml/min,术后有 72.2% 移植肾功能立即恢复,余 27.8% 移植肾功能延迟恢复。利用 LifePort 灌注机同时在肾脏转运和手术室器官恢复时实施灌注,试验过程中,对 40 分钟和 65 分钟冷缺血时间肾脏的灌注压力分别为30mmHg 和 40mmHg,使得不同程度缺血器官均能得到有效恢复,同时通过选择适当的灌注压力,严重热缺血(缺血时间为 59~65 分钟)的肾脏器官也能够成功移植。Moers 等人的研究也表明,HMP 相比 SCS 更能有效减低肾移植功能延迟恢复的发生率,提高移植存活率,并增加临床应用效果,其所产生的额外经济代价不仅被降低移植并发症所节省的成本弥补,更节省了移植失败所带来的肾透成本。

4. 胰腺保存　对胰腺进行低温机械灌注保存是可行的,能够有效保存 24~48 小时。肾脏灌注系统经过适当改进,可用于胰腺器官保存。灌注过程中低流速和压力控制有助于避免胰腺器官移植后出现水肿,而再灌注也可能会导致胰腺包膜下出血、出血性胰腺坏死和静脉充血等情况发生,虽然一般情况下过度灌注形成的细胞水肿会加剧器官衰竭,但就胰腺器官而言,Taylor 等人的研究表明,使用 HMP 形成的中等程度水肿不但能保护胰岛的完整性,也促进了胰岛细胞的分离,相比非灌注方式保存的胰腺器官而言,其有大约 2 倍的胰岛可供恢复。

第二节　机械灌注保存仪器

机械灌注保存仪器的工作原理是应用可控的连续保存液来消除代谢产物,并给器官提供营养和氧分。理论而言,该系统至少能部分保护器官不受缺血缺氧损伤。灌注仪实际上是模拟器官在体内的环境,一方面灌注液通过管道器械装置循环流动以提供连续性的营养、氧分、药物以改善器官质量,根据流体的阻力参数评估器官性能;另一方面通过维持低温环境降低基础代谢,减少氧和 ATP 的消耗。

一、机械灌注保存仪器工作原理

一款有效的机械灌注保存仪器需要考虑如下三个重要因素:灌注液种类、灌注的动力学特征和器官供氧方式。

1. 灌注液种类　以现有器官保存液公开的成分为参考,且物化特性需与血液相似,即满足以下 4 个条件:①溶液在 4~20℃时黏滞度小,流动性好;②溶液成分稳定,在 2~8℃环境温度中能保存 1 年以上;③溶液与 TUDCA(sodium tauroursodeoxycholate,牛磺熊去氧胆酸)及 PBA(sodium phenylbutyrate,4-苯基丁酸钠)两种成分不反应;④溶液 pH 在 7.35~7.45 之间,其中欧洲柯林液 EC 溶液(Euro-Collins)、威斯康星大学溶液 UW 溶液(University of Wisconsin solution)、组氨酸-色氨酸-酮戊二酸盐液 HTK(Histidine-Tryptophan-Ketoglutarate solution)溶液和施尔生液 Celsior 溶液作为标准的灌注溶液样本,已被广泛应用,其成分列表如表 2-2 所示。

表 2-2　灌注溶液成分列表

成　　分	EC	UW	HTK	Celsior
钾(mmol/L)	107	125	10	15
钠(mmol/L)	9.3	30	15	100
镁(mmol/L)	4.7	5	4	13
氯化物(mmol/L)	14	0	0	41.5
钙(mmol/L)	0	0	0	0.26
碳酸盐(mmol/L)	9.3	0	0	0
组氨酸(mmol/L)	0	0	180	30
盐酸组氨酸(mmol/L)	0	0	18	0
α-酮戊二酸(mmol/L)	0	0	1	0
色氨酸(mmol/L)	0	0	2	0
磷酸盐(mmol/L)	55	25	0	0
硫(mmol/L)	4.7	5	0	0
乳酸盐(mmol/L)	0	100	0	80
甘露醇(mmol/L)	31.7	0	30	60
木棉糖(mmol/L)	0	30	0	0
羟乙基淀粉(g/dl)	0	5	0	0
谷胱甘肽(mmol/L)	0	3	0	3
别嘌呤醇(mmol/L)	0	1	0	0
葡萄糖(g/dl)	5.6	0	0	0
谷氨酰胺(mmol/L)	0	0	0	20
腺苷(mmol/L)	0	5	0	0
胰岛素(U/L)	0	40	0	0
地塞米松(mg/L)	0	8	0	0
渗透浓度(mOsm/L)	452	320	310	360

2. 灌注的动力学特征　机械灌注保存仪器能够通过机械灌注装置来促进离体器官血液流动、补充物质能量,并且能够实现器官重要生理参数的采集检测、分析处理和过程控制,包括环境温度、溶液 pH、灌注流速、灌注压力等参数,灌注仪结构示意图如图 2-1 所示。

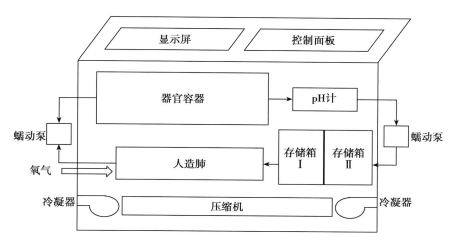

图 2-1　灌注仪结构示意图

由图 2-1 可知,机械灌注保存仪器由溶液存储箱、人造肺氧合仪、压缩机冷凝器、蠕动泵、控制面板和监视器、器官容器、pH 计容器等结构组成,灌注溶液的流动顺序为:存储箱Ⅰ—>膜式氧合器—>蠕动泵Ⅰ—>器官容器—>pH 计—>蠕动泵Ⅱ—>存储箱Ⅱ,各部分功能介绍如下:

（1）存储箱:包括存储箱Ⅰ和存储箱Ⅱ,前者用于存储未使用的新配制溶液,后者用于存储流进器官后的已用溶液。

（2）膜式氧合器:通过特制薄膜完成气体交换的人工氧合器装置,血液和气体不直接接触,其具有良好的气体交换能力,对血液的损害小,适用长时间循环支持。

（3）蠕动泵:包括蠕动泵Ⅰ和蠕动泵Ⅱ,其由后端步进电机和前段滚子组成,可通过控制电机转速实施灌注流速控制。

（4）器官容器:存放用于移植的离体器官,其中灌注管道连接器官动脉和静脉构成两路循环,器官容器处于保温状态。

（5）pH 计:用于测量流过器官后的溶液 pH,通过 pH 的变化以实时监测离体器官的恶化状态。

（6）压缩机:由冷凝器、制热器、制冷液和通风阀门等装置组成,通过控制压缩机转速和阀门占空比,调节器官容器内温度。

（7）控制面板和监视器:其由液晶屏和触摸开关组成,用于实现离体器官各状态参数的非接触智能控制及其监测。

3. 器官供氧方式　机械灌注保存仪器提供充足的氧气和 ATP 能量补充,并确保氧化应激损伤最小,故留有氧气进风口是必要的。

根据上述工作原理,由于不同离体器官以及供体心脏死亡时间不同,其所需维持的参数特性也不同,故灌注仪采用以数字信号处理（digital signal processing,DSP）为核心的采集、分析与控制,以及现场可编程门阵列（field-programmable gate array,FPGA）为核心的数据显示框架,主要包括数据采集模块,数据处理与控制模块,机械传动模块,数据显示与存储模块等,其总体电路设计框架如图2-2所示。其中,各模块功能介绍如下:

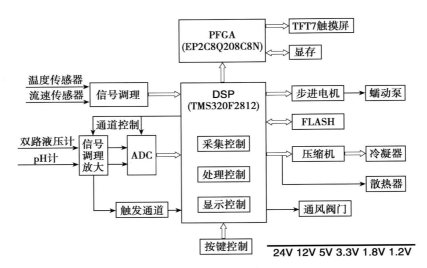

图 2-2　离体器官灌注仪硬件总体设计框架

（1）数据采集模块:主要完成各参数的采集和控制,包括4路温度传感器的采集,灌注流速采集、双通道液压计采集和pH采集,其中温度传感器选用TSic506高精度数字传感器,灵敏度达±0.1℃,灌注流速传感器选用霍尔脉冲式传感器,双通道液压计和pH计采用模拟传感器,利用TMS320F2812(下称F2812)自带AD转换模块,实施通道控制和数据采集。

（2）数据处理与控制模块:利用F2812对多通道传感器数据实施信息融合、器官寿命预测以及恒温控制等算法,并按照条件控制机械传动、数据采集和显示模块和存储模块等其他模块。

（3）机械传动模块:主要完成机械传动操作,包括步进电机和蠕动泵装置、压缩机装置和通风阀门装置,涉及灌注流速控制和温度控制。

（4）数据输入和显示模块:主要完成信息的输入和显示,数值报警等,其中显示部分采用TFT7-LCD液晶屏,输入通过触摸感应模块实现。

（5）电源模块:主要完成各器件芯片的供电以及不同电压电平之间的高效稳定转换。

二、机械灌注保存仪器参数评估

离体器官保存是一项前瞻性和挑战性的课题,器官存活与功能的发挥完全依赖于一个稳定的模拟内环境,换而言之,灌注仪体内环境的模拟是离体器官成功保存的关键,其研究方面将综合智能控制技术、生物材料技术、分子生物学技术、传感器技术等对其实施控制化保存,同时解决器官存活率不高和低温环境下生物修饰困难的难题,智能化控制包括溶液温度、灌注流速、灌注压力和溶液酸碱度等生理参数监控。

1. 溶液温度　研究表明,离体器官在4℃保存条件下,不仅能避免直接冰冻损伤,而且大大降低组织细胞的能量代谢水平,提高组织抗缺血能力,但是高精度液体温控要比高精度运动控制困难许多,尤其是大空间的流动灌注溶液,其原因不仅是高精度传感器的问题,更重要的是液体温控本身具有大惯性、大时滞和非线性的特点,非线性产生的根本原因是散热,不同温度条件下散热的不同,导致了系统模型的复杂化,而大惯性、大时滞的根本原因是热传导需要时间,不同的系统热传导效率并不相同。由于离体器官的高控温要求,和降低热传导,机械灌注保存仪器采用如图2-3所示的水循环温控系统,其中通过压缩机和水循环实施控温,调节压缩机转速和蠕动阀门转速可精确控制温度变化。

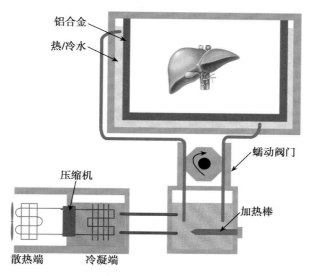

铝合金
热/冷水
蠕动阀门
压缩机
加热棒
散热端　　冷凝端

图 2-3　机械灌注保存仪水循环温控系统

图 2-3 中,压缩机转速控制根据速度偏差可采用智能控制算法,如模糊控制和模糊 PID (proportion-integral-derivative,Fuzzy-PID)控制相结合的控制器,在温度偏差较大时,系统采用模糊控制器,以提高系统的快速性,减小系统超调,并降低对参数变化的敏感性;在温度偏差较小时,采用 Fuzzy-PID 控制,以减小系统的稳态误差,提高系统的精度。同时为降低温度采集数据的错误率,提升系统可靠性和稳定性,利用贝叶斯估计对多路冗余高精度温度传感器实施算法融合,融合方法能够有效识别传感器数据的不一致,从而反映测量真实值。

2. 灌注流速和压力　离体器官内部流动阻力由其内部血管、细胞活动等产生,其血管代谢沉积物浓度越高,流动阻力越大,需要外加更大的灌注流速以冲破器官阻力,冲走代谢废物,维持器官活性,同时通过测量离体器官内部流动阻力,也可以帮助医护人员进一步检查离体器官恶化状况,不同的离体器官其内部结构具有差异,使得流动阻力范围亦具有差异,通过监测流动阻力还可以防止器官水肿和发生破坏现象,之前的研究者关注机械灌注参数的灵活性,分别考察了心脏脉动和停止脉动条件下静脉和动脉的流动状况,对猪肝脏进行72 小时的持续灌注,研究发现虽然恒流恒压灌注系统能够保持灌注条件恒定,但在低温条件下可能会增加血管阻力和剪应力,并对肝窦内皮细胞和内质网造成损伤,因此,对于动脉和静脉,机械灌注保存仪器需要分别灌注,且机制并不相同,其特性对比如表 2-3 所示,机械灌注保存仪动脉静脉灌注系统如图 2-4 所示。

表 2-3　动脉和静脉对比

	血管壁	内腔	流速
动脉	厚而有弹性	相对小	相对快
静脉	较厚而弱弹性	相对大	相对慢

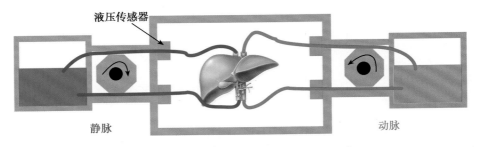

图 2-4　机械灌注保存仪动脉静脉灌注系统

　　控制灌注流速变化特性曲线如图 2-5 所示,图中可以看出,当控制静脉流速变化时,其是平稳变化的,而当控制动脉流速变化时,其是跳动变化的,后者模仿心脏脉搏跳动,产生舒张压和收缩压。灌注压力采用液压传感器测量,当器官逐渐恶化时,内部代谢废物将逐渐积累,使得灌注流速逐渐减慢,需要采用灌注流速测量装置实施测量,如霍尔传感器和微电子机械系统(micro-electro-mechanical system, MEMS)传感器,同时蠕动泵可适当增加驱动流速,以减缓代谢废物堆积。

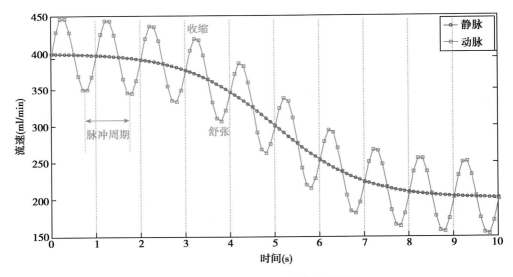

图 2-5　机械灌注保存仪灌注流速特性

　　3. 溶液酸碱度　灌注溶液酸碱度(pH,氢离子浓度的负对数值)作为器官的主要监测指标之一,同样能够表征离体器官的恶化状态,灌注液酸碱度应与血液相当。离体细胞内的生化改变均受到溶液 pH 的影响。动脉血液酸碱度正常值 7.35 ~ 7.45(或 H^+ 浓度:36 ~ 44nmol/L),静脉血液酸碱度正常值:7.33 ~ 7.41,当 pH 低于 6.9 或高于 7.7 时,则表征离体器官发生血液中毒,主要分为呼吸性中毒和代谢性中毒,如表 2-4 所示,可以看出无论是 pH 上升还是降低,均表征器官恶化。

　　机械灌注保存仪器中,pH 玻璃电极用于溶液酸碱度的实时测量,其是一支端部对 pH 敏感的玻璃管,管内充填饱和 AgCl 的 3mol/L KCl 缓冲溶液(pH = 7),玻璃膜两面的电位差反映被测溶液的酸碱度,如图 2-6 所示。

表 2-4　离体器官酸碱度变化列表

pH 上升	呼吸性碱中毒:由于器官细胞换气过多所致
	代谢性碱中毒:因得碱过多或丢酸过多所致
pH 降低	呼吸性酸中毒:由于肺排出二氧化碳功能障碍所致
	代谢性酸中毒:器官产酸过多或肾脏排泄障碍所致

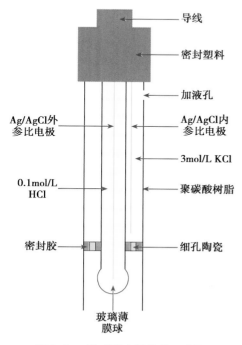

图 2-6　pH 玻璃电极结构示意图

pH 电极属于原电池系统,其作用是使化学能转换成电能,电极电位由两个半电池构成,即测量电极和参比电极,当玻璃电极浸入被测溶液时,玻璃膜处于内部溶液($\alpha_{H^+}^1$)和待测溶液($\alpha_{H^+}^2$)之间,此时膜两端产生电位差 ΔE_M,其与氢离子活度之间的关系符合能斯特方程,如式 1-1 和式 1-2 所示,当 $\alpha_{H^+}^1 = \alpha_{H^+}^2$ 时,$\Delta E_M = 0$,当 $\alpha_{H^+}^1 \neq \alpha_{H^+}^2$ 时,玻璃电极 ΔE_M 与待测液 pH 成正比,但一般的玻璃电极 pH 在 $7.3 \sim 7.5$ 上的信号输出非常微弱,仅为 $20 \sim 30 mV$ 左右,故应采用可编程增益高,交流共模抑制比性能好,最小误差小的仪表运算放大器实施放大。

$$\Delta E_M = \frac{2.303RT}{F} \lg \frac{\alpha_{H^+}^2}{\alpha_{H^+}^1} \qquad (式 1\text{-}1)$$

$$\Delta E_M = K + \frac{2.303RT}{F} \lg \alpha_{H^+}^1 = K - \frac{2.303RT}{F} \lg \alpha_{H^+}^2 \qquad (式 1\text{-}2)$$

表 2-5 给出了对目前机械灌注保存仪器已有的智能化控制方法做了总结。

表 2-5　智能化参数控制方法总结

控制参数	智能控制算法	算法缺陷	解决方式
灌注液温度	模糊控制、神经网络控制、预测控制、PID 控制、遗传算法	单一算法效果并不理想,复合算法相对复杂	改变测量元件结构参数,减少中间传递环节、算法补偿
灌注液流速	超声流量计 科式流量计	时间精度要求不高 重复计算量大	相关校正方法
灌注压力	微流体器件	不满足宏观管道溶液流动规律	误差建模和预测 试验校准

三、机械灌注保存仪器关键技术

除了参数控制和评估手段,由于其独特的应用领域,机械灌注保存仪器还应考虑其他关键技术。

1. 高精度恒温控制与材料工艺技术　低温环境是保护离体器官细胞组织的基础,如果溶液温度上下波动,则会不可避免地导致器官缺氧缺血,进而使得离子浓度失衡和细胞坏死。离体器官的最佳保存温度为4℃,该温度条件下不仅能避免直接冰冻损伤,而且大大降低组织细胞的能量代谢水平,提高组织抗缺血能力,故有效维持恒定低温对离体器官极其重要。与一般机电系统不同,机械灌注保存仪器要保证温度高精度测量与控制,不但对温度传感器的采集精度、压缩机转速控制精度有精确的控制要求,而且机体外壳尤其是器官保存箱体的材料选择与外形设计至关重要,材料保温性能、隔热效果、外形的密封性能、传感器和通风口布局等非电路因素往往对整机效果具有决定性影响。

2. 小型化技术　由于机械灌注保存仪器需要满足车载运送要求,则小型化是离体器官恒温灌注仪关键技术之一,传统离体器官灌注系统(如荷兰 AirdriveTM 持续机器灌注仪)体积较大,难以实施车载运送,东南大学严如强团队设计的机械灌注保存仪器在功能满足的基础上,力争小型化,尤其是微型压缩机的选用,在满足制冷量的基础上,减少了仪器尺寸,如图 2-7 所示。

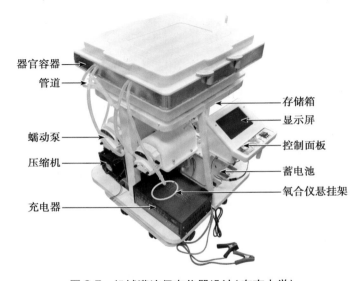

图 2-7　机械灌注保存仪器设计(东南大学)

3. 接触屏控制技术　器官保存的独特封闭环境,使得接触屏控制成为主要技术要求之一,触摸屏技术是一种新型的人机交互输入输出技术,比传统键盘和鼠标输入方式更为直观,是能够实时监测与控制保存器官生理参数状态的有效工具。同时由于液晶屏是利用屏幕表面压力变化使得屏幕变形而引起的电阻变化,从而实施精确定位,不怕灰尘、水汽和油污,也不会对内部信息造成干扰,故适用于如机械灌注保存仪器的隔离工作环境。

4. 低能源供给与低功耗技术　在车载环境下,机械灌注保存仪器要求体积小、连续工作时间长,故对能源供给也具有一定的技术要求,尽管车载电源能够提供电压值适合的供电电压,但要满足连续工作几个小时以上,需要降低系统功耗,器官长途运输限制机械灌注保存仪器中压缩机工作时间少,箱体保温性能好,同时还需要维持器件低功耗。

5. 抗腐蚀与老化技术　由于机械灌注保存仪器长期工作在器官所需的酸碱度环境与低温环境下,对灌注装置尤其是内箱材料的抗腐蚀与老化性能有较高的要求,所选材料不但保温性能好,还需要在宽温度范围内保持较高的抗腐蚀性,并且与器官环境有良好的适应性,无毒性。

(严如强　沈飞　杨子江　郑骏)

关 键 要 点

1. 维持低温环境是保护离体器官细胞组织的基础。

2. 机械灌注装置通过模拟动脉搏动反复循环灌洗离体器官,同时不断为其提供能量代谢物和药物,维持组织细胞的平衡。

3. 机械灌注保存仪器需要考虑灌注液种类、灌注的动力学特征和器官供氧方式等三个重要因素。

4. 机械灌注保存仪器的智能化控制包括溶液温度、灌注流速、灌注压力和溶液酸碱度等生理参数的监控。

参 考 文 献

1. Ison,Hager,McEwen,et al. Donor-Derived Disease Transmission Events in the United States 2006-2008:A Report From the Optn/Unos Diseases Transmission Advisory Group[J]. Journal of the American Statistical Association,2008,86(2S):222-223.

2. Kootstra G. The asystolic,or non-heart-beating,donor[J]. Transplantation,1997,63(7):917-921.

3. Wynn J J,Alexander C E. Increasing organ donation and trans-plantation:The U. S. experience over the past decade[J]. Transpl Int,2011,24(4):324-332.

4. 陶绍富,李济宇. 树突状细胞在器官移植中诱导移植耐受的研究进展[J]. 医学研究生学报,2010,23(1):82-85.

5. Bond J M,Haprer I S,Chacon E,et al. The pH Paradox in the Pathophysiology of Reperfusion Injury to Rat Neonatal Cardiac Myocytes[J]. Annals of the New York Academy of Sciences,1994,723(1):25-37.

6. Nixon B,Aitken R J,Mclaughlin E A. New insights into the molecular mechanisms of sperm-egg interaction[J]. Cellular & Molecular Life Sciences Cmls,2007,64(14):1805-1823.

7. Baust J M,Snyder K K,Vanbuskirk R G,et al. Changing paradigms in biopreservation[J]. Biopreservation & Biobanking,2009,7(1):3-12.

8. Cheah F C,Boo N Y. Brief report. Risk factors associated with neonatal hypothermia during cleaning of newborn infants in labour rooms[J]. Journal of Tropical Pediatrics,2000,46(1):46-50.

9. Taylor M J. Biology of cell survival in the cold:The Basis for Biopreservation of Tissues and Organs[M]. Advances in Biopreservation,2006,1:15-62.

10. Svebak S. Musculoskeletal Problems and Stress-Encyclopedia of Stress(Second Edition)[J]. Encyclopedia of Stress,2007:800-806.

11. Matsuoka L,Shah T,Aswad S,et al. Pulsatile perfusion reduces the incidence of delayed graft function in expanded criteria donor kidney transplantation[J]. American Journal of Transplantation,2006,6(6):1473-1478.

12. Nicholson M L,Hosgood S A,Metcalfe M S,et al. A comparison of renal preservation by cold storage and machine perfusion using a porcine autotransplant model[J]. Transplantation,2004,78(3):333-337.

13. Johnson R W,Anderson M,Morley A R,et al. Twenty-four-hour preservation of kidneys injured by prolonged warm ischaemia[J]. Transplantation,1972,13(2):174-179.

14. Zhou Y C,Cecka J M. Effect of HLA matching on renal transplant survival[J]. Clinical Transplants,1993:499-510.

15. Booster M H,Wijnen R M,Yin M,et al. Enhanced resistance to the effects of normothermic ischemia in kidneys using pulsatile machine perfusion[J]. Transplantation Proceedings,1993,25(6):3006-3011.

16. Booster M H,Yin M,Stubenitsky B M,et al. Beneficial effect of machine perfusion on the preservation of renal microcirculatory integrity in ischemically damaged kidneys[J]. Transplantation Proceedings,1993,25(6):3012-3016.

17. Cyril M,Smits J M,Maathuis M H J,et al. Machine perfusion or cold storage in deceased-donor kidney transplantation[J]. New England Journal of Medicine,2009,360(8):7-19.

18. Barber W H,Deierhoi M H,Phillips M G,et al. Preservation by pulsatile perfusion improves early renal allograft function[J]. Transplantation Proceedings,1988,20(5):865-868.

19. Halloran P,Aprile M. A randomized prospective trial of cold storage versus pulsatile perfusion for cadaver kidney preservation[J]. Transplantation,1987,43(6):827-832.

20. Barry J M,Metcalfe J B,Farnsworth M A,et al. Comparison of intracellular flushing and cold storage to machine perfusion for human kidney preservation[J]. Journal of Urology,1980,123(1):14-16.

21. Belorusov O S,Asoian G A,Martyniuk A P. Storage of cadaver kidney by trans-organ oxygen insufflation[J]. Khirurgiia,1997(2):62-67.

22. Opelz G,Wujciak T. Comparative analysis of kidney preservation methods[J]. Collaborative Transplant Study. Transplantation Proceedings,1996,28(1):87-90.

23. Mcanulty J F,Ploeg R J,Southard J H,et al. Successful five-day perfusion preservation of the canine kidney[J]. Transplantation,1989,47(1):37-41.

24. Ferrera R,Larese A,Marcsek P,et al. Comparison of different techniques of hypothermic pig heart preservation[J]. Annals of Thoracic Surgery,1994,57(5):1233-1239.

25. Cobert M L,West L S M,Jessen M E. Machine perfusion for cardiac allograft preservation[J]. Current Opinion in Organ Transplantation,2008,13(5):526-530.

26. Bornet E P,Wood J M,Goldstein M A,et al. Physiological,biochemical,and morphological characteristics of myocardial anoxia:the use of a semi-perfusion canine preparation[J]. Cardiovascular Research,1977,11(6):568-575.

27. Monbaliu D,Vekemans K,Liu Q,et al. Liver transplantation from non-heart-beating donors:current status and future prospects in an experimental model[J]. Acta Chirurgica Belgica,2008,108(1):45-51.

28. Blankensteijn J D,Terpstra O T. Liver preservation:the past and the future[J]. Hepatology,1991,13(6):1235-1250.

29. Dutkowski P,Rougemont O D. Machine perfusion for 'marginal' liver grafts[J]. American Journal of Transplantation,2008,8(5):917-924.

30. K V,Liu Q,Pirenne J,et al. Artificial Circulation of the Liver:Machine Perfusion as a Preservation Method in Liver Transplantation[J]. Anatomical Record,2008,291(6):735-740.

31. Alessandro A M,Hoffmann R M,Belzer F O. Non-heart-beating donors:One response to the organ shortage[J]. Transplantation Reviews,1995,9(4):168-176.

32. Daemen J H,Vries B D,Kootstra G. The effect of machine perfusion preservation on early function of non-heart-beating donor kidneys[J]. Transplantation Proceedings,1997,29(8):3489.

33. Cecka J M. The OPTN/UNOS Renal Transplant Registry[J]. Clinical Transplants,2005:1-16.

34. Reznik O N,Bagnenko S F,Loginov I V,et al. Increasing kidneys donor's pool by machine perfusion with the LifePort-pilot Russian study[J]. Annals of Transplantation Quarterly of the Polish Transplantation Society,2006,11(3):46-48.

35. Matsuoka L,Shah T,Aswad S,et al. Pulsatile perfusion reduces the incidence of delayed graft function in expanded criteria donor kidney transplantation[J]. American Journal of Transplantation Official Journal of the American Society of Transplantation & the American Society of Transplant Surgeons,2006,6(6):1473-1478.

36. Gattone V H,Filo R S,Evan A P,et al. Time course of glomerular endothelial injury related to pulsatile perfusion preservation[J]. Transplantation,1985,39(4):396-399.

37. Alteveer R J,Jaffe M J,Dam J V. Hemodynamics and metabolism of the in vivo vascularly isolated canine pancreas[J]. American Journal of Physiology,1979,236(236):626-632.

38. Florack G,Sutherland D E,Heil J,et al. Preservation of canine segmental pancreatic autografts:cold storage versus pulsatile machine perfusion[J]. Journal of Surgical Research,1983,34(5):493-504.

39. Toledo-Pereyra L H,Valgee K D,Castellanos J,et al. Hypothermic pulsatile perfusion:its use in the preservation of pancreases for 24 to 48 hours before islet cell transplantation[J]. Archives of Surgery,1980,115(1):95-98.

40. Taylor M J,Baicu S,et al. Viable Yield of Islets From Ischemic Porcine Pancreata Is Improved Using Twenty-Four Hour Hypothermic Machine Perfusion Preservation[J]. Transplantation,2008,86(2S).

41. 潘雁,朱珺,力弘,等.自制低钾右旋糖酐溶液和 Euro-Collins 溶液对大鼠离体肺的保护作用[J].药学服务与研究,2008,8(2):139-141.

42. 周智华,朱有华,牛强,等.川芎嗪改善高渗枸橼酸盐嘌呤溶液保存犬肾的效果[J].中华器官移植杂志,2006,27(7):411-413.

43. 程玥,胡克俭,赵赟,等.心内直视手术中应用康斯特保护液的心肌保护研究[J].中国体外循环杂志,2006,4(1):12-15.

44. 姚春芳,胡晋红.多器官保存液的研究进展[J].药学服务与研究,2005,5(4):325-329.

45. Dutkowski P,Odermatt B T,Schonfeld S,et al. Hypothermic Oscillating Liver Perfusion Stimulates ATP Synthesis prior to Transplantation[J]. Journal of Surgical Research,1999,80(2):365-372.

46. Kim J S,Boudjema K,Alessandro A,et al. Machine perfusion of the liver:maintenance of mitochondrial function after 48-hour preservation[J]. Transplantation Proceedings,1997,29(8):3452-3454.

47. 王绍治,张玲花,王君林,等.高精度液体温控难点分析及解决方法述评[J].长春理工大学学报,2012,35(2):48-52.

48. Vekemans K,Liu Q,Pirenne J,et al. Artificial Circulation of the Liver:Machine Perfusion as a Preservation Method in Liver Transplantation[J]. Anatomical Record,2008,291(6):735.

49. 王武超,郭杨.急性环类抗抑郁药中毒碱化血液疗法应用指征的探讨[J].中国急救医学,2014,(z1):41-43.

50. 董胜敏,王承遇,潘玉昆,等.pH 玻璃电极的现状与发展[J].玻璃与搪瓷,2004,32(2):53-57.

51. Shen F,Yan R. Design and Implementation of a Hypothermic Machine Perfusion Device for Clinical Preservation of Isolated Organs[J]. Sensors,2017,17(6).

第三章

器官灌注保存液的研发进展

第一节　器官灌注保存液的研发现状

器官灌注保存液是影响器官机械灌注保存效果的关键因素之一,但由于既往机械灌注保存在临床的应用较少,专用器官机械灌注保存液的发展出现了较长时间的停滞。然而随着近年来机械灌注保存在临床的逐步广泛应用,临床对器官灌注液的要求也越来越高。在对现有灌注液改进的同时,新型器官灌注保存液的开发也在不断进行中。目前一批新型器官灌注液已逐步应用于临床。

一、器官灌注液的研发现状

早在 20 世纪 60 年代,学者们就开始尝试通过血液和机械灌注装置建立人工灌注循环,对离体器官进行灌注保存。1967 年 Belzer 等首次报道用冷沉淀血浆和低温机械灌注装置,成功保存犬肾 72 小时,这一技术于 1968 年被应用于临床,并一直沿用至今。1967 年 Brettschneider 等通过经稀释和肝素化的氧合血液对肝脏进行低温机械灌注,从而建立了肝脏的机械灌注保存技术,该技术由 Starzl 等于 1968 年应用于临床肝脏保存。最初的器官灌注液均以血液及其组分为基础,存在着制备困难、应用受限以及易传播疾病等缺点。随着对器官低温保存过程中组织和细胞损伤机制认识的不断深入,一类含有多种组分的电解质溶液——器官灌注液被应用于低温机械灌注保存。

1982 年 Belzer 等在美国威斯康星大学研发出一种完全人工合成的器官灌注液 Belzer MPS 液(即 KPS-1 液),其特点是使用甘露醇和葡萄糖酸盐作为非渗透性物质,可有效防止细胞肿胀;特有的胶体物质羟乙基淀粉可防止细胞间隙水肿;此外还添加了氢离子缓冲剂磷酸盐和 HEPES,以及能量代谢底物葡萄糖和腺嘌呤等。经过 30 余年的临床应用,Belzer MPS 液已成为临床低温机械灌注保存的标准灌注液。1988 年 Belzer 等又对 Belzer MPS 液的配方进行了改进,并定名为 UW 液,目前 UW 液已成为腹腔器官单纯低温保存的金标准。此外,很多临床常用的器官保存液也均是在借鉴其配方组分的基础上发展而来。

虽然 Belzer MPS 液作为一种专用的器官灌注液在低温机械灌注保存中获得了广泛应用,但从器官保存的原理来说,应用于单纯低温保存的器官保存液与应用于低温机械灌注保存的器官灌注液并无显著的差异,因此一些临床广泛应用的器官保存液如 UW 液、HTK 液、Celsior 液等也已作为器官灌注液应用于低温机械灌注保存。此外随着低温机械灌注保存技术应用的领域逐渐向肝脏、心脏和肺脏等器官扩展,对器官灌注液的要求也越来越高。作为金标准的 Belzer MPS 液虽然有诸多的优点,但它也存在着黏滞度高、能量底物不足、抗氧化能力弱等缺点。因此除了对现有灌注液进行改进以外,一批新型器官灌注液也逐步应用于临床,如 Custodiol-N 液、Polysol 液、IGL-1 液等(图 3-1)。我国移植工作者近年来也开始了新型器官灌注液的研制工作,目前这项工作已取得了令人满意的进展。

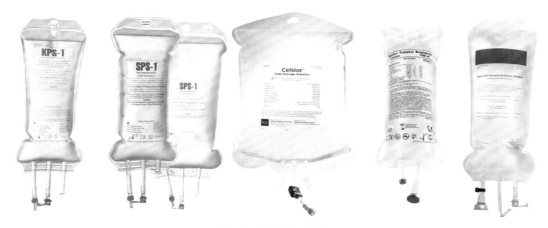

图 3-1 常用器官灌注液

总之,随着机械灌注保存技术在临床的广泛应用,特别是在肝脏保存中的应用,这对传统的器官灌注液提出了更高的要求,如何提高肝脏等器官的机械灌注保存效果成为了器官灌注液面临的新挑战。

二、器官灌注液的组成原则

针对器官在保存过程中经历的各种损伤,器官灌注液的制备原则应满足下列 6 个要求:①减少由于低温保存导致的细胞肿胀;②防止细胞的酸化作用;③防止细胞间隙水肿;④防止再灌注过程中氧自由基的损伤;⑤提供再生高能磷酸化合物底物;⑥保持细胞内环境稳定。

(一) 减少由于低温保存导致的细胞肿胀

目前一般通过在灌注液中添加非渗透性物质来减少细胞肿胀,应用的非渗透性物质主要包括糖类和非渗透性阴离子。一般来说,所添加物质的分子量越大,效果越好。目前添加的糖类物质包括:葡萄糖、蔗糖、甘露醇、棉子糖等。其中葡萄糖和蔗糖由于在保存中仍会缓慢进入细胞内,因此已较少应用。添加的非渗透性阴离子目前主要有:枸橼酸盐、组氨酸盐、乳糖酸盐和葡萄糖酸盐等。

(二) 防止细胞的酸化作用

通过在灌注液中添加氢离子缓冲剂可有效防止细胞的酸化,目前添加的缓冲剂主要有:碳酸氢盐、枸橼酸盐、组氨酸、磷酸盐和非离子两性缓冲液 HEPES 等,其中组氨酸是目前缓冲能力最强的缓冲剂。

(三) 防止细胞间隙水肿

胶体成分被认为能有效地防止细胞间隙水肿。目前灌注液中添加的胶体主要有:羟乙基淀粉、右旋糖酐和聚乙二醇等。羟乙基淀粉(HES)作为 Belzer MPS 液中的重要胶体分子,在预防移植物间质水肿方面发挥了重要作用。但最近研究显示 HES 可增加 Belzer MPS 液的黏滞度并易引起红细胞聚集,从而导致移植物内微循环障碍,影响保存效果。聚乙二醇(PEG)是一种新型大分子胶体物质,已在多种新型器官灌注液中得到应用,被认为是一种潜在的 HES 替代品。

（四）　防止再灌注过程中氧自由基的损伤

氧自由基清除剂是器官灌注液的重要组分,在减轻缺血再灌注损伤中发挥了重要作用。目前添加的氧自由基清除剂有:还原性谷胱甘肽、别嘌呤醇和色氨酸等。

（五）　提供再生高能磷酸化合物底物

目前添加的高能磷酸化合物底物有:腺嘌呤、腺苷和 α-酮戊二酸等。腺苷阻延了高能量的核苷酸裂解变成更多的可溶核苷,防止在缺血期可溶核苷的丢失,为再灌注期间 ATP 的合成提供前体。

（六）　保持细胞内环境稳定

既往认为灌注液的钾、钠离子浓度对维持细胞内环境的稳定至关重要,直接影响器官保存的效果。但最近的研究表明无论是仿细胞内液型灌注液、仿细胞外液型灌注液还是非体液型灌注液均可有效地保存器官,提示保持细胞的能量代谢稳定比维持细胞内高钾水平更重要。

第二节　常用器官灌注液

器官灌注液在机械灌注保存中发挥了至关重要的作用,然而既往临床专注于机械灌注保存中"机械"作用的研究,如温度、灌注压、脉冲流和氧合等,而对器官灌注液的关注不足。但是随着近年来机械灌注技术在肝脏保存中的应用,作为临床肾脏机械灌注保存金标准的 Belzer MPS 液已无法满足肝脏保存的需要,因此器官灌注液再次成为了研究的热点。目前通过对现有灌注液的改进或全新研发,一批新型器官灌注液已开始逐步应用于临床。

对于 UW 液、HTK 液等既可用于单纯低温保存又可用于机械灌注保存的临床常用保存液,此处将不再赘述。本章节主要介绍专为机械灌注保存开发或改进的器官灌注液,目前常用器官灌注液的配方组成见表 3-1。

表 3-1　常用器官灌注液的配方组成(mM)

	Belzer MPS	Custodiol-N	Celsior	Polysol	IGL-1
电解质					
K+	25	10	15	5	30
Na+	100	16	100	135	125
Mg2+	5	8	13	4	5
Ca2+	0.5	0.02	0.25	0.27	0.03
缓冲剂					
组氨酸	—	124	30	6.3	—
N-乙酰-L-组氨酸	—	57	—	—	—
磷酸盐	25	—	—	21.7	25
HEPES	10	—	—	20	—

	Belzer MPS	Custodiol-N	Celsior	Polysol	IGL-1
非渗透性物质					
蔗糖	—	33	—	—	—
棉子糖	—	—	—	2.7	30
海藻糖	—	—	—	5.3	—
甘露醇	30	30	60	—	—
核糖	5	—	—	—	—
乳糖醛酸盐	—	—	80	—	100
葡萄糖酸盐	85	—	—	95	—
氧自由基清除剂					
还原性谷胱甘肽	3	—	3	3	3
别嘌呤醇	1	—	—	1	1
去铁胺(μmol/L)	—	15.3	—	—	—
LK-614(μmol/L)	—	6.2	—	—	—
胶体物质(g/L)					
羟乙基淀粉	50	—	—	—	—
聚乙二醇(35kDa)	—	—	—	20	1
能量底物					
葡萄糖	10	—	—	11	—
腺苷	—	—	—	5	5
腺嘌呤	3	—	—	5	—
α-酮戊二酸	—	2	—	多种氨基酸	—
谷氨酸	—	—	20	多种维生素	—
天冬氨酸	—	5	—	—	—
甘氨酸	—	10	—	—	—
丙氨酸	—	5	—	—	—
色氨酸	—	2	—	—	—
精氨酸	—	3	—	—	—
pH	7.4	7.0	7.3	7.4	7.4
渗透压	300	305	340	320	320

一、威斯康星大学-葡糖酸盐溶液

威斯康星大学-葡糖酸盐溶液(UW-G,即 KPS-1 或 Belzer MPS)是 1982 年由 Belzer 等在美国威斯康星大学研发的一种仿细胞外液型器官灌注液,又被称为 Belzer MPS 液或 KPS-1 液。它是目前公认的机械灌注保存的"金标准",广泛应用于临床肾脏低温机器灌注保存,很多器官保存液都是在其基础上发展而来,包括 UW 液。Belzer MPS 液的成功之处在于:①采用高钠低钾的离子比例,可避免高钾对血管内皮细胞的损伤和降低心跳骤停的危险;②磷酸盐和 HEPES 组成的双缓冲系统,可有效减轻细胞内酸中毒;③腺嘌呤作为合成 ATP 的底物,葡萄糖可为细胞代谢提供能量支持;④别嘌醇可抑制氧自由基的生成,还原型谷胱甘肽可有效清除氧自由基;⑤葡萄糖酸盐、甘露醇作为非渗透性物质,防止细胞水肿;⑥大分子量的羟乙基淀粉(HES)可有效防止细胞间隙肿胀。然而作为金标准的 Belzer MPS 液虽有诸多的优点,但它也存在着黏滞度高、抗氧化能力弱等缺点,特别是其含有的 HES 易引起红细胞聚集,会导致移植物内微循环淤滞,影响灌注保存的效果。

二、组氨酸-色氨酸-酮戊二酸溶液

组氨酸-色氨酸-酮戊二酸溶液(HTK 液/Custodiol 液)是 20 世纪 70 年代由德国的 Brtschneider 等研发的一种低钠离子浓度、稍高钾离子浓度及以组氨酸为缓冲剂的等渗性溶液,最初作为心脏停搏液用于心脏移植。在 Custodiol 液的配方组份中,组氨酸被认为是目前缓冲能力最强的缓冲剂,甘露醇则在有效防止细胞肿胀的同时还兼具抗氧化的作用,α-酮戊二酸作为高能磷酸化合物的底物,可促进缺血再灌注期间 ATP 的合成,色氨酸则可发挥稳定细胞膜的作用。此外,与 UW 液相比,Custodiol 液不含胶体成分,黏滞度较低,易于扩散至组织间隙,灌注效果较好。目前 Custodiol 液在临床上广泛用于肾脏和肝脏等脏器的保存,保存效果与 UW 液类似。

而在机械灌注保存中,低温氧合机械灌注是目前研究的热点。虽然通过含氧灌注液持续灌注器官可减轻细胞缺血损伤,但也易引起氧自由基介导的损伤。因此 2008 年 Rauen 和 De Groot 在 Custodiol 液配方的基础上进行了改进,研制成功了 Custodiol-N 液,其基本成分与 Custodiol 液相同,但进行了三项改进:①添加了天冬氨酸、丙氨酸、甘氨酸和精氨酸,其中天冬氨酸和丙氨酸可促进 ATP 的合成,而甘氨酸除了可抑制钙相关蛋白酶的活性外,还可发挥抗氧化损伤的作用,精氨酸则作为一氧化氮(NO)的前体而发挥保护作用;②减少了组氨酸的浓度,并部分替换为其衍生物 N-乙酰-L-组氨酸,从而在减轻组氨酸细胞毒性的同时,保证其缓冲能力;③添加了铁离子螯合剂去铁胺和 LK-614。由于低温保存会导致具有氧化还原活性的铁离子释放,从而导致活体铁离子介导的细胞损伤。而去铁胺和 LK-614 两种较常用的铁离子螯合剂,其中去铁胺清除铁离子的能力较强,但其分子量较大,膜通透性较差,而 LK-614 是一种具有膜通透性的脂溶性小分子,联用去铁胺和 LK-614 可有效减轻活体铁离子介导的细胞氧化应激损伤。大鼠肝脏机械灌注保存的实验研究表明,Custodiol-N 液对肝脏的保护作用要优于 HTK 液,而在 Custodiol-N 液中添加胶体物质右旋糖酐(40/50g/L)后,其在肾脏机械灌注保存中的作用要优于 Belzer MPS 液。

三、施尔生溶液

施尔生溶液(Celsior 液)是 1994 年由欧洲移植中心研制的一种器官保存液,最初应用于心脏保存,但后期研究表明其也可有效保存腹腔器官。其组方特点为:①仿细胞外液型保存液,高钠低钾,故 Celsior 液可进入受体循环系统,且可反复或持续性原位灌洗无任何副作用及危险性;②组氨酸缓冲系统,缓冲能力强大;③乳糖醛酸盐、甘露醇作为有效的非渗透性物质,防止细胞水肿;④还原性谷胱甘肽作为氧自由基的清除剂,可防止氧自由基的损伤;⑤谷氨酸作为高能磷酸化合物的底物;⑥较高的镁离子浓度以及轻度的酸中毒,旨在防止钙超载;⑦黏度低,易于扩散至组织间隙,也易于在短时间内使器官降温。此外与 UW 液、Belzer MPS

液中还原性谷胱甘肽易氧化失效不同,Celsior 液中的还原性谷胱甘肽可较长时间保持稳定,从而起到更好地清除氧自由基的作用。研究表明,Celsior 液在肾脏和肝脏的机械灌注保存中均可发挥较好的保存作用。此外作为一种最初用于心脏保存的器官保存液,已有研究者尝试将 Celsior 液应用于 Paragonix Sherpa 心脏灌注转运系统,从而显著提高了心脏的保存效果。

四、Polysol 液

Polysol 液是一种由荷兰阿姆斯特丹大学研发的新型细胞外液型器官灌注液。基于低温时器官仍存有代谢的理论,该保存液以"代谢支持"为基础,含有较多的氨基酸、维生素和抗氧化剂,并用聚乙二醇(PEG 35kDa,20g/L)替代了 Belzer MPS 液中的 HES。目前认为 Polysol 液在器官机械灌注保存中的作用与其 PEG 的应用、低黏滞度和富含营养物质密切相关。特别是其所含有的多种氨基酸,除了发挥细胞营养的作用外,还可发挥其他多种保护作用。而 Bessems 等在大鼠肝脏保存的研究中也发现,Polysol 液机械灌注保存的效果要优于 Belzer MPS 液。

五、乔治·洛佩兹学院溶液

乔治·洛佩兹学院溶液(Institute Georges Lopez solution,IGL-1 液)是由法国里昂的乔治洛佩兹研究所开发的一种器官保存液,该保存液在 UW 液的基础上进行了改进,采用了高钠低钾的离子比例,同时以聚乙二醇(PEG 35kDa,1g/L)替代了 HES,从而降低了保存液的黏滞度,加快灌洗速度,提高了灌洗效果。IGL-1 液的其他组成与 UW 液基本相同。研究表明,该保存液在肝、肾保存中优于 UW 液,被认为是 UW 液的升级换代产品。而 Thuillier 等在猪肾脏保存的研究中发现,IGL-1 液在肾脏机械灌注保存中的效果要优于用其在单纯低温保存中的效果,而与 Belzer MPS 液机械灌注保存的效果类似。

六、Lifor 液

Lifor 液是由美国一家公司研发的一种新型细胞外液型器官保存液,除了含有糖类、缓冲剂、氨基酸、维生素和抗氧化剂外,其还含有特有的脂质纳米颗粒作为营养载体,此外 Lifor 液还含有非血红蛋白的载氧体,使其具有良好的载氧能力。最新研究显示 Lifor 液在猪心脏和肾脏常温机械灌注保存中的效果要优于 UW 液,提示其可能成为一种良好的常温器官灌注液。

第三节 器官灌注保存液的研发进展

随着科学技术的不断进步,器官保存技术也得到了相应的发展。而在机械灌注保存方面,随着氧合机械灌注保存、常温和亚常温机械灌注保存等一批新保存技术的出现,器官灌注液的研究也出现许多新的进展。

一、聚乙二醇在器官灌注液中的应用

胶体物质在器官灌注液中的应用一直存在较大争议,如羟乙基淀粉(HES)作为 Belzer MPS 液中的重要胶体分子,在预防移植物水肿方面发挥了重要作用,但有研究表明 HES 可增加灌注液的黏滞度并易引起红细胞聚集,从而导致移植物内微循环障碍,影响灌注效果。针对 HES 的这些缺点,一种新型大分子物质——聚乙二醇被应用器官保存,目前已在一些新型灌注液如 Polysol 液、IGL-1 液中得到应用。

聚乙二醇又称聚乙二醇醚(polyethylene glycol,PEG),由环氧乙烷聚合而成,为平均分子量200~40 000Da的乙二醇高聚物。PEG是中性、无毒且具有独特理化性质和良好的生物相溶性的高分子聚合物,也是经FDA批准的极少数能作为体内注射药用的合成聚合物之一。PEG具有高度的亲水性,在水溶液中有较大的水动力学体积,并且没有免疫原性。PEG的药物动力学性质因其相对分子质量和注射给药方式而异,相对分子质量越大,半衰期越长。经过细胞色素P450系统的氧化作用,PEG分解成小分子的PEG,经胆汁排泄。

1976年Daniel等首次将PEG用于器官保存研究,在对体外培养细胞冷保存的研究中发现,细胞在含10g/L的PEG20(PEG相对分子质量20 000Da)的PBS缓冲液中4℃保存24小时后仍能继续培养生长。随后在心脏移植和胰腺移植的研究中也发现,与传统的UW液相比,用50g/L的PEG20替代HES的改良型UW液可明显改善心脏和胰腺的冷保存效果。Hauet等通过猪自体肾移植模型,比较了UW液、EC液和一种添加PEG20/30g/L的细胞内液型保存液的冷保存效果,发现保存48小时后,添加PEG的新保存液可更好地维持肾细胞的完整性,并可减少淋巴细胞浸润。Gibelin等又通过大鼠肝脏离体灌注模型,比较了UW液、两种添加PEG的细胞内液型保存液和细胞外液型保存液的冷保存效果,结果显示添加PEG的细胞外液型保存液的保存效果最好,优于UW液。

PEG在器官保存中保护作用的机制主要包括以下几个方面:①保护细胞膜,PEG可与细胞膜中的脂质相互作用,从而使PEG在细胞膜表面聚集,起到稳定细胞膜、降低通透性的作用;②维护细胞骨架的完整性,PEG可使细胞内的肌动蛋白丝和微管在低温下维持正常形态,避免其发生解聚;③防止细胞水肿,PEG作为一种非渗透性大分子物质,可为保存液提供胶体渗透压,预防组织间质水肿;④抗脂质过氧化;⑤减少红细胞聚集,由于促聚集分子必须具有足够大的分子量才能够跨过相邻两个红细胞的间隙桥接两个细胞,因此与相对大分子质量的HES相比,相对分子质量较小的PEG可有效地减少红细胞聚集;⑥免疫调节作用,PEG可遮蔽细胞表面的抗原,通过阻止抗原-抗体相互作用,从而减轻移植物的抗原性,发挥免疫调节的作用。

目前器官保存液中使用的PEG主要为分子量20 000Da和35 000Da的两种,对于何种PEG的保存效果更好,国外学者间还存在较大争议。此外,对于PEG浓度的选择也十分重要,国外学者一般认为PEG的保存效果与其浓度在一定范围内成正比,浓度过低,则保存效果较差。然为PEG的浓度如过高,则保存液黏滞度较大,易引起红细胞聚集,影响灌注效果。对于何种分子量和浓度的PEG更适合于机械灌注保存,还有待进一步研究。

二、人工载氧体在器官灌注液中的应用

虽然低温机械灌注可有效保存DCD供体器官,但对于肝脏等对低温缺氧较敏感的脏器,尚不足以保证其保存的质量。为了减轻低温缺氧性损伤,目前一般采用将氧气直接通过膜氧合器饱和灌注液,以此为细胞提供低温代谢所需要的氧。近年来,国外学者又在低温机械灌注保存的基础上研发了常温和亚常温机械灌注保存技术,该技术可有效减轻移植物低温损伤,提高移植物活力和改善移植后的功能恢复,但随着保存温度的升高,细胞虽然低温机械灌注可有效保存DCD供体器官,但对于肝脏等对低温缺氧较敏感的脏器,尚不足以保证其保存的质量。为了减轻低温缺氧性损伤,目前一般采用将氧气直接通过膜氧合器饱和灌注液,以此为细胞提供低温代谢所需要的氧。近年来,国外学者又在低温机械灌注保存的基础上研发了常温和亚常温机械灌注保存技术,该技术可有效减轻移植物低温损的代谢率

亦显著提高,而通过单纯氧气饱和的方法已无法满足细胞高水平代谢的需要。在常温机械灌注保存中最初采用的灌注液为自体血液或含红细胞溶液,虽然红细胞有较好的携氧能力,但其在灌注泵的作用下会发生溶血反应,导致携氧能力的快速下降,因此一般采用在器官灌注液中添加人工载氧体的方法提高灌注液的携氧能力。目前常用的人工载氧体主要分为基于血红蛋白的人工载氧体(hemoglobin-based oxygen carriers,HBOCs)和基于全氟化碳化合物的人工载氧体(perfluorocarbon-based oxygen carriers,PFBOCs)。

HBOCs 主要来源于过期的人血、动物血液和充足血红蛋白等,是对血红蛋白(hemoglobin,Hb)进行的人工改性。早在 1916 年 Sellards 就尝试使用未经加工的纯化人血红蛋白来治疗贫血,但这种血红蛋白包含红细胞膜的脂质基质并易被细菌内毒素污染,会引起肾脏毒性。虽然通过去除脂质基质和内毒素的方法可避免 Hb 的肾毒性,但其仍存在着过高的氧亲和力影响氧在组织的释放,以及血管内循环半衰期过短的缺点。因此目前 HBOCs 的研究主要集中在通过化学或基因工程的方法对血红蛋白进行修饰,以增强血红蛋白的稳定性、降低其氧亲和力并延长其循环时间。目前器官质量、扩大供器官来源、减少供器官弃用率、改善移植预后具有深远意义比较成熟的化学修饰方法有聚合血红蛋白、交联血红蛋白、结合血红蛋白和重组血红蛋白等几种,而 HBOCs 也已发展至第三代、第四代产品。2015 年 Fontes 等将最新研发的聚合牛血红蛋白加入 Belzer MPS 液,并通过该灌注液对猪肝进行了亚常温(21℃)机械灌注保存,结果显示在亚常温条件下,含 HBOC 的灌注液可为肝脏代谢提供足够的氧,可安全有效地保存肝脏功能,保存效果良好。

PFBOCs 中的全氟化碳是一种链状或环状的卤代碳氢化合物,由于其不溶于水,因此需要经过表面活性剂乳化后方可加入灌注液。常用的表面活性剂主要包括 Pluronic-68、蛋黄卵磷脂和甘油三酯等。第一代 PFBOCs 的代表为日本研发的 Fluosol-DA,其主要成分是全氟萘烷和全氟三丙烷,分别以蛋黄卵磷脂和 Pluronic-68 作为表面活性剂。由于氟碳化合物的浓度较低(20%,w/v),其携氧能力较弱,每 100ml 溶液仅可携氧 0.4ml。而第二代 PFBOCs 则大多采用蛋黄卵磷脂作为表面活性剂,如美国研发的 Oxygent 是一种稳定、高浓缩的全氟化碳乳液,其主要成分是全氟溴烷(60%,w/v)。与 Fluosol-DA 相比,Oxygent 具有更强的载氧能力(每 100ml 溶液携氧 1.3ml)和更长的血管内半衰期,目前 Oxygent 已进入临床试验阶段。然而 PFBOCs 应用的安全性尚未完全确认,目前尚无在机械灌注保存中应用的报道。

(赵闻雨　张雷　曾力　朱有华)

关 键 要 点

1. 器官灌注液是影响器官机械灌注保存效果的关键因素之一,其通过各种不同的组份,有效减轻器官灌注保存中的各种损伤,提高器官灌注保存的效果。

2. 经过多年的研究和发展,目前已有多种成熟的器官灌注液应用于临床,其各有不同的特点。

3. 只有根据所保存的器官,有针对性地选择合适的器官灌注液,才能取得理想的保存效果。

4. 全世界针对现有灌注液的改进和新型灌注液的开发也在进行中。

参 考 文 献

1. Kim HW, Greenburg AG. Artificial Oxygen Carriers as Red Blood Cell Substitutes: A Selected Review and Current Status[J]. Artif Organs, 2004, 28(9): 813-828.

2. Thuillier R, Codas R, Marchand E, et al. Chronic renoprotective effect of pulsatile perfusion machine RM3 and IGL-1 solution in a preclinical kidney transplantation model[J]. J Transl Med, 2012, 10: 233.

3. Timsit MO, Tullius SG. Hypothermic kidney preservation: a remembrance of the past in the future[J]? Curr Opin Organ Transplant, 2011, 16(2): 162-168.

4. Schreinemachers MC, Doorschodt BM, Florquin S, et al. Improved preservation and microcirculation with POLY-SOL after transplantation in a porcine kidney autotransplantation model[J]. Nephrol Dial Transplant, 2009, 24(3): 816-824.

5. Minor T, Paul A, Efferz P, et al. Kidney transplantation after oxygenated machine perfusion preservation with Custodiol-N solution[J]. Transpl Int, 2015, 28(9): 1102-1108.

6. Fontes P, Lopez R, van der Plaats A, et al. Liver preservation with machine perfusion and a newly developed cell-free oxygen carrier solution under subnormothermic conditions[J]. Am J Transplant, 2015, 15(2): 381-394.

7. Monbaliu D, Brassil J. Machine perfusion of the liver: past, present and future[J]. Curr Opin Organ Transplant, 2010, 15(2): 160-166.

8. Gallinat A, Lüer B, Swoboda S, et al. Use of the new preservation solution Custodiol-N supplemented with dextran for hypothermic machine perfusion of the kidney[J]. Cryobiology, 2013, 66(2): 131-135.

9. Koch A, Loganathan S, Radovits T, et al. Deferoxamine, the newly developed iron chelator LK-614 and N-α-acetyl-histidine in myocardial protection[J]. Interact Cardiovasc Thorac Surg, 2010, 10(2): 181-184.

10. Veres G, Radovits T, Merkely B, et al. Custodiol-N, the novel cardioplegic solution reduces ischemia/reperfusion injury after cardiopulmonary bypass[J]. J Cardiothorac Surg, 2015, 10: 27.

第四章

机械灌注在供肝保护中的应用

机械灌注(MP)是器官获取后将其血管连接至机械灌注系统,系统在器官保存、转运阶段将灌注液在一定温度、压力条件下持续至灌注离体器官,同时供给离体器官氧气、营养物质等。与传统静态冷保存(SCS)相比,其能够更好地保存离体器官、甚至挽救标准外器官。根据维持温度不同,可以分为低温(4~6℃)、亚低温(20~25℃)、常温机械灌注(32~37℃)及超低温保存(-4℃)。根据氧合可分携氧机械灌注与非携氧机械灌注。MP为解决器官短缺提供了新思路,有望进一步扩展供器官来源。

第一节　低温机械灌注

低温机械灌注(HMP),是以4~6℃灌注液维持机械灌注。近年来,多项动物及前临床研究表明HMP较静态冷保存能更好地保护供肝及提高边缘性供器官(extended criteria donor,ECD)质量。Schlegel等对3个移植中心应用低温机械灌注对超标准DCD或DBD供肝进行保存,研究表明低温机械灌注对供肝保护作用好,胆道并发症发生率低,有利于进一步扩大供肝池。

一、标准心脏死亡器官捐献的供肝低温(携氧)机械灌注

低温携氧机械灌注(HOPE)在保存供肝减少肝脏热缺血损伤表现出重要的作用。Dutkowski等对25例DCD供肝进行HOPE处理,50例DCD供肝用静态冷保存处理,研究发现HOPE处理后的DCD供肝显著减少移植物冷缺血损伤,并且HOPE处理组未见移植物失功现象,然而静态冷保存处理组有18%的病人需要再次施行肝脏移植手术,由此证实HOPE对保存高风险的DCD肝脏具有益处。

与此同时,应用不同的灌注液对器官移植病人预后也有重要的影响,如何优化灌注液成为研究热点。Izamis等研究发现HMP可以让热缺血时间长达1小时的肝脏移植成功,灌注液的选择显著影响术后康复程度。

HMP或HOPE不仅在保护供肝中表现出重要作用,且对减少移植术后并发症的发生亦有重要价值。Westerkamp等以HMP、SMP、温度控制性灌注(controlled oxygenated rewarming,COR)处理DCD小鼠肝脏并进行移植,研究证实相比静态冷保存,缺血后期携氧机械灌注的DCD肝脏,具有更好的胆管上皮细胞形态和功能,并且与机械灌注的温度无关,缺血后期携氧机械灌注能够减少DCD肝脏移植后胆管损伤。

器官保存及长时间机械灌注,尤其对于常温机械灌注,移植物的细菌增长应值得关注。J. V. Guarrera 等研究发现相比 NMP 进行 DCD 移植,HMP 可抑制供肝细菌生长的作用。其机制是 HMP 处理供肝过程中的肝脏处于低温状态,低温可抑制细菌代谢及生长,延长无菌时间窗,提高供肝质量。

浙江大学郑树森院士团队研发集成型 HMP 设备的工作原理是应用可控的连续灌注液来消除代谢产物,并持续补给器官营养支持。在低温保存与转运环境下,基于 PID 闭环监测及 PWM 控制的先进技术与设备集成技术,通过机械灌注,将肝脏保存液通过一次性灌注管路连接离体供肝门静脉和动脉,通过精准压力和流量控制与灌注参数监测,对供肝进行实时灌注修复。

相比国外类似产品,该设备具有集成创新特点,温度、压力、流速等核心参数多传感器同步智能调节,可选单路、多路、温控等不同灌注模,并且内嵌 LIFE TRACKER 远程监控模块,支持实时取样分析,更便捷运输。产品更是基于国内器官供体多为心脏死亡捐献 DCD 的实际情况,特异性研发,符合国情需求(图 4-1)

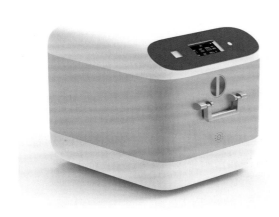

图 4-1　郑树森院士团队 HMP 设备

如何最大程度减轻器官移植术后免疫排斥反应,一直是移植免疫领域的研究热点。目前研究发现 HMP 可改善供肝质量,减轻移植术后排斥反应。Schlegel 等研究认为 HOPE 保护大鼠肝脏的机制与库普弗细胞下调有关,由此将不同大鼠肝脏进行干预后移植,第一组予静态冷保存处理,第二组移植后予他克莫司(0.3mg/kg)治疗,第三组移植前予 HOPE 或 HMP 处理 1 小时,最后再予他克莫司(0.3mg/kg)治疗。研究发现 HOPE 不仅减少移植物冷缺血损伤,而且显著下调机体免疫反应,减少移植排斥和自身免疫性疾病发生。

随后,Schlegel 等对热缺血时间为 30 分钟或 60 分钟的大鼠 DCD 肝脏通过门静脉和肝动脉分别用 NMP 和 HOPE 处理,结果显示常温携氧机械灌注的大鼠 DCD 肝脏(热缺血时间为 30 分钟),与静态冷保存4℃ 4 小时处理相比,肝脏损伤小且生存率高,但常温携氧机械灌注大鼠 DCD 肝脏(热缺血时间为 60 分钟),不可避免造成肝脏严重损伤导致移植物失功,该序贯变化与库普弗细胞和内皮细胞激活有关。然而,低温携氧机械灌注保护大鼠 DCD 肝脏(热缺血时间为 30 分钟或 60 分钟)损伤,并且生存率为 90%(热缺血时间为 30 分钟)、63%(热缺血时间为 60 分钟)。由此可见,HOPE 对 DCD 供肝功能保护具有重要意义。

二、边缘供体供肝低温(携氧)机械灌注

HMP 或 HOPE 不仅对保护标准 DCD 供肝表现出重要作用,而且在边缘供肝中更能表现出重要作用。Westerkamp 等对 18 例 ECD 分别予以低温携氧机械灌注(氧分压 60~80kPa)、常温机械灌注、静态冷保存处理,证实经传统静态冷保存后予以低温携氧机械灌注 2 小时,有助于恢复肝脏 ATP 水平,改善肝胆管功能,但不能减少已存在的肝胆管

损伤。

Guarrera 等对 31 例 ECD 供肝分别用 HMP 以及静态冷保存技术保存,并对受者术后进行队列研究,研究发现经 HMP 处理后的受者有着更低的胆管并发症发生率,中位住院时间较静态冷保存处理缩短,证实 HMP 是对 ECD 供肝可靠且有效的保存修复方法。

随着低温机械灌注技术的不断改进发展,如温度控制性灌注(controlled oxygenated rewarming,COR)技术、超低温灌注技术等应用也步入供肝保护的舞台。目前,供肝再灌注过程中由低温骤升至常温,经研究视为移植物失功以及再灌注损伤的确切危险因素。Hoyer 团队基于此对 6 位肝移植病人进行 COR,证实冷保存后控制性移植物复温是一有效且安全的临床治疗手段。

肝脏静态冷保存要求温度一般在 0~4℃,且只能在短期内保存,在肝脏保存期间肝脏功能逐渐变差。对此,Bruinsma 等对大鼠肝脏体外应用零下温度保存技术(subzero preservation technique),并应用低温保护剂对供肝进行亚低温机械灌注(SMP)3 小时,研究表明该技术能提高原位肝移植的长期生存率,并能减少 HMP 低温造成的损伤。

虽然目前静态冷保存技术仍是器官保护最普遍的方法,但是低温机械灌注在供体器官尤其是边缘供器官保存修复中将持续发挥着重要价值,对提高供肝质量,持续进行供肝质量评估具有重要价值,其优势主要有以下几点:①减少肝脏热缺血损伤;②扩大供肝池;③减少胆管并发;④抑制器官保存过程中细菌生长;⑤提供能量,降低氧气及能量消耗;⑥减少免疫排斥反应;⑦为免疫治疗提供载体。

三、超低温保存延长供肝保存时间

低温环境下,离体器官每降低 10℃时,代谢率减半,从而维持体外活性。低温机械灌注保存肝脏一般不超过 12 小时;超低温保存技术是指通过减少甚至避免细胞冰晶形成和保护剂预处理来避免人类肝脏的冻结,使肝脏可以在 -4℃ 过冷液安全保存,减缓肝脏损伤,延长保存时间。

2019 年,Reinier J de Vries 等在 *Nature Biotechnology* 发表研究成果,通过超低温保存方案使供肝保存时间延长至 27 小时。目前有多种方法避免肝脏在零度以下冻结,一是通过在过冷之前去除储存溶液袋中的空气,以最小化液体-气界面,尽量减少明显的冰核形成;二是添加保护剂以降低肝脏的熔点,如海藻糖,用于保护细胞外结构,并在零度以下维持细胞膜稳定;甘油是冷冻保存中很常见的保存剂,质膜上自由渗透,可用于补充细胞内的 3-甲基-d-葡萄糖(3-omg);第三是“鸡尾酒”保存方案,通过亚常温机械灌注、低温机械灌注及超低温保存的结合运用,组织内保护剂可均匀分布,这点在过冷储存中是至关重要的,因为冰的不均匀分布可导致组织损伤,且由于额外的保护剂增加了保存液的黏度,会增加内皮的剪应力,导致实质性的内皮损伤。因此通过亚低温机械灌注及低温机械灌注来均匀预处理器官和避免肝脏过冷冻结。在 HMP(4℃)灌注过程中,保存介质浓度逐渐增加,以避免潜在的渗透损伤,并精准补偿灌注流量和压力,避免内皮损伤。同时,选择亚常温机械灌注方式来恢复过冷后的人肝。通过这种将多种方法连用的“鸡尾酒”保存方案,实现延长肝脏保存时间。

超低温器官保存目前研究证实能显著延长器官保存时间,为器官保存提供新的研究方向。但未来仍需进一步深入研究,探索更有效切实安全的超低温保存方案和设备,将超低温保存方法推向临床,缓解器官短缺现状,促进器官移植技术发展。

第二节　亚低温机械灌注和温度控制性机械灌注

HMP 和 NMP 是目前研究与应用较多的机械灌注类型,且都有临床试验结果支持其安全性和有效性。但两者均有不足之处:HMP 操作较简单,但和 SCS 一样不可避免地会引起冷保存损伤进而导致内皮细胞水肿甚至酸中毒。NMP 创造了一个十分接近机体内环境的灌注条件,故需要门静脉和肝动脉在生理流速下同时灌注,且灌注液需要有极强的携氧能力(一般采用血液或者稀释的血液)并添加各种营养组分以满足肝脏"全速"代谢需求。另外,NMP 需要严格的温度控制,系统一旦故障肝脏立即处于热缺血,这对肝脏质量影响极大。所以两种新型的机械灌注方式应运而生:SMP(20~25℃)和 COR(4~37℃)。

一、亚低温机械灌注

低温机械灌注(SMP)的提出主要是为了避免使用携氧载体和温度控制,让肝脏在室温保存,旨在综合 HMP 和 NMP 的优势、避免两者的不足。SMP 的研究大多还停留在动物实验水平,少数对废弃的人肝(N=7)进行 SMP 研究证实其在减少缺血损伤和改善离体肝脏氧耗方面优于 SCS,但是样本量较少且缺乏体内研究结果,故仍需进一步证实其安全性和有效性。基于动物肝移植模型研究证实 SMP 能促进供肝 IRI 后肝脏再生并且可显著减少门静脉阻力、相比 HMP 可增加胆汁分泌;有助于 DCD 供器官移植后功能恢复;有文献比较不同灌注温度(10℃、20℃、30℃、37℃)对大鼠肝移植后代谢改变的影响,证实 10℃或者 20℃对肝脏损伤较小尤其是缺氧损伤。总的来说 SMP 避免了冷保存损伤且不需要额外的温度控制,但是这项技术尚未开展临床试验,安全性和有效性有待评估。在大鼠模型中,与 HMP 类似 SMP 一般依靠灌注液中物理溶解的氧气,而在实验猪模型中,多采用携氧载体。除了氧合,SMP 灌注时间长短,如获取至移植全程还是短时间灌注都没有统一的观点。

二、温度控制性机械灌注(COR)

温度控制性机械灌注(COR)是最近才提出的新概念技术,它的主要原理是离体肝脏保存温度逐渐从 4~8℃过渡到 23℃移植前达到 37℃,这样可以使得由温度剧烈变化(如 HMP 在门静脉开放的瞬间温度从 4~37℃)引起的再灌注损伤最小化。2016 年德国 Thomas Minor 团队首次报道了临床 COR 试验结果,证实相比于 SCS,COR 显著降低了移植后受体血清转氨酶峰值,提高了术后肝脏糖原合成能力。其具体操作为受者麻醉诱导时开始进行 COR 方案,从最初 10℃逐渐升温至 12℃维持 15 分钟、16℃维持 15 分钟、最后升至 20℃,整个过程90 分钟。此方案的优势为不增加供肝总的冷却血时间,在供者病肝切除的过程中完成 COR 方案,但是本临床研究仅有 6 例进行了 COR 方案,样本量较少且观察期仅为 6 个月,对长期预后的影响仍需进一步证实。

该技术目前临床研究较少,实验研究有确切的证据表明 COR 方案可安全应用于肝、肾等器官且效果均理想。大动物实验表明 COR 保存修复供肝效果甚至优于 NMP,另外筛选了 COR 复温时间(20 分钟、30 分钟、60 分钟和 120 分钟)对供肝保存效果的影响,证实 20~30 分钟方案在减少供肝损伤方面比较理想。

常用的 COR 方案汇总如下:SCS 后 COR 3 小时,移植前使得移植物温度达到 20℃;SCS 后 COR 2h,移植前使得移植物温度达到 25℃;SCS 后 COR 90 分钟,移植前使得移植物温度达到 20℃;SCS 后 10℃→25℃→38℃方案。

第三节　常温携氧灌注

为保证移植器官的正常功能,需要一种有效的器官保存手段。目前使用的离体肝脏保存方法有静态冷保存、低温机械灌注和常温灌注等。随着供体需求量的增加,一些之前不符合要求的"边缘供体"(marginal organs)也被使用。所谓"边缘供体",是指老年供体或心脏死亡供体(DCD)等。这类器官因潜在的质量问题或在获取过程中不可避免的损伤,移植后无功能情况的发生率明显较高,因此对供体保存方式要求更高。

目前移植物的保存主要是通过低温(0~4℃)环境,抑制细胞代谢,并通过保存液或灌注液中的抗氧化物质等成分减少细胞代谢产生的氧自由基造成的组织损伤。但是低温保存并不能完全终止细胞的代谢,从灌注开始,器官的氧、辅助因子及营养物质等的供给即停止,无氧酵解的产物在细胞内堆积。细胞内 ATP 含量减少,进一步导致细胞内外电解质梯度差消失,钙离子内流,细胞内磷酸酶的激活,这是导致细胞肿胀和破坏的主要因素。因此,缺血过程中细胞代谢产物的堆积是造成细胞损伤的主要原因。

DCD 供体器官自身质量较差,低温保存会进一步加重损伤。为确保器官功能,人们开始关注器官常温灌注的方法。Starzl T E 等在 1967 年首次使用常温灌注的肝脏进行肝移植手术。常温灌注可以维持器官的正常代谢状态,从而避免细胞损伤,受到越来越多的关注和应用。

一、肝脏常温灌注系统

肝脏常温灌注(NMP)系统是使用一个或多个离心泵通过管道将灌注液泵入肝动脉和门静脉,并可耦联氧合膜及加热装置以达到模拟肝脏体内正常生理环境的目的。

1. 管道设置　肝脏常温灌注一般同时灌注肝动脉和肝门静脉。手术获取肝脏时予肝动脉及肝门静脉插管。肝动脉灌注多通过离心泵直接泵入灌注液,门静脉灌注则多将灌注液先泵入一容器后,再由重力作用灌注,可通过调节容器高度改变门静脉灌注压。下腔静脉回流的血液可由容器收集或直接由导管回流至离心泵,完成循环。常常在离心泵和肝脏入口之间接入氧合膜装置和灌注液加热装置,以维持灌注液氧饱和度和生理温度。为了便于观测记录,可在肝动脉和肝门静脉入口处接入压力监测装置和流量监测装置,也可根据实际需求适当调整管道设置。

2. 灌注液　常温灌注多采用供体自体血灌注。灌注前需调整血液理化条件以达到最佳生理状态并加入一些物质以满足肝脏的代谢需求。首先血液需要肝素化,然后根据血气分析和生化检查结果进行电解质和酸碱平衡的调节,另外需要补充 Ca^{2+}、HCO_3^-、氨基酸、葡萄糖、胰岛素等;开始灌注过程后,需持续补充肝素、前列环素、葡萄糖、胰岛素氨基酸、牛黄胆酸等。灌注过程中可定期检测电解质和酸碱平衡状态以及时调整。若灌注时间较长(>24 小时),可予广谱抗生素二联或三联用药。

在难以获取足量血液或有特殊要求的情况下,可以使用人工合成的灌注液进行常温灌注。Nui A 等使用一种人工合成的灌注液进行猪肝脏灌注 9 小时,实验结果证明这种人工合成的灌注液能够代替血液满足肝脏正常代谢所需的条件。

二、肝脏常温灌注的应用

1. DCD/DBD(donors after brain death)供体获取　传统的供体获取方法是在手术方法阻断器官血供后开始灌注保存,DCD供体在供体获取之前心脏已经停搏,这样便不可避免地会有更长的器官热缺血时间,对器官的功能产生影响。若在供体心脏停搏之前,通过股动脉插管,开始并维持供体器官的血液灌注,这样可以避免在心死亡诊断、手术等过程中发生热缺血损伤,并可与下一步的器官离体灌注无缝衔接,最大限度地保护器官功能。目前已有多例肝移植手术采用这种局部灌注(regional perfusion,RP)技术处理肝脏,结果发现,与DBD供体比较,虽然术后DGF和并发症的发生率仍较高,但生存率已无明显差异。这说明该种方法确实能够优化DCD供体,扩大供体来源。国内相关临床研究也表明,常温灌注确实可以改善DCD供体的质量,保证患者预后。

在部分DBD供体中,由于伤者病情严重,发生难以纠正的低氧血症,无法维持供肝的正常供血供氧,造成供肝的热缺血损伤。为避免这种情况,Hsieh C E等对潜在的DBD供体进行早期的腹部器官常温灌注,对6例供体的临床研究发现,早期的器官常温灌注可以有效地避免肝脏热缺血损伤,减少供体发生心脏停搏的概率,提高供体器官的质量。

2. 供肝保存　肝脏常温灌注方法与低温机械灌注的区别在于,常温灌注通过提供氧及营养物质、维持灌注液的生理温度维持肝脏的正常生理状态,利用肝细胞可再生的特点修复已存在的损伤。这样可避免无氧代谢所造成的产物堆积,以及细胞损伤甚至破坏。

Butler A J等在2002年已完成猪的离体肝脏常温灌注保存72小时,保存后肝脏仍具有生理功能。进一步的研究表明,肝脏常温灌注的保存方法较冷保存和低温机械灌注有较明显的优势,能够更好地保护供体器官,保证器官正常生理功能。瑞士Pierre-Alain Clavien团队,在2020年 *Nature Biotechnology* 杂志报道了自主研发常温机械灌注设备的实验进展,该设备通过机械灌注为肝脏提供代谢所需的氧气和营养,清除代谢废物,降低与损伤和炎症有关的因子水平,研究表明该团队先后灌注10个废弃人体肝脏,这些肝脏因受损严重而无法移植,其中6个肝脏成功体外保存超过7天,7天后离体供肝仍然保持活力,可分泌胆汁及合成蛋白等,但大小缩小到只有原来的1/4左右。该研究证实基于体外常温灌注技术,人类可以长时间体外保存供肝,为供肝干预治疗及拓展供肝来源指明方向,有望进一步缓解供肝短缺矛盾。

目前器官保存多采用单器官灌注的方法,Chung W Y等将手术获取猪的肝脏和肾脏在同一常温灌注系统中保存,通过研究系统中电解质水平、酸碱平衡以及有代表性的炎性细胞因子(IL-6、IL-8)水平的改变,发现肾脏作为一个有自我平衡功能的器官,引入肾脏有助于优化系统,提高系统稳定性,减少器官的炎性反应,同时对肝脏的生理状态无不良影响。该团队随后将灌注时间延长至24小时,发现虽然该系统较单器官保存有优势,但长时间的灌注过程仍需要葡萄糖、氨基酸等营养成分的足量供给,否则依然会影响器官的质量。

3. 肝脏修复与调节作用　肝脏常温灌注可以最大限度地模拟肝脏在体的生理状态,在这种状态下肝组织能够再生以修复损伤。对于供体获取过程中造成的热缺血损伤,可以利用常温灌注的方法进行修复。

Boehnert M U 等通过猪肝脏热缺血 1 小时建立 DCD 模型,随后分别使用单独冷保存和冷保存加常温灌注的方法保存肝脏。通过检测相关指标,并行同种异体肝移植观察存活率,结果发现:与常规的冷保存的方式相比较,肝脏常温灌注可以减轻肝脏实质及胆管的损伤,提高肝动脉灌注,保护肝脏功能。Izamis M L 等通过不同时间常温灌注的效果比较,发现正常肝脏常温灌注 5~6 小时内可保持稳定状态;热缺血损伤的肝脏通过常温灌注 2 小时可达最佳修复效果。

目前世界范围内,肝脏脂肪变尤其是非酒精性脂肪肝在成人的发病率达 1/3,这会直接影响供肝来源的整体质量。尽管脂肪变的肝脏可以用于移植手术,但术后发生各种并发症及二次移植的概率较非脂肪变肝脏大。为此,Nagrath D 等向常温灌注系统中加入具有脱脂功能药物的混合物灌注大鼠脂肪肝模型,证实这种鸡尾酒疗法能够有效地减少培养的肝细胞和被灌注肝脏内的脂肪含量,通过药理性干预,旨在达到促进脂质代谢同时降低脂肪变性,这样一些原先不符合要求的供体可以通过这种方式达到要求,因而扩大供体来源。

4. 肝脏功能评价　肝脏常温灌注系统可以很好地模拟肝脏在体内的正常生理状态,同时便于观察和获取标本,因此被用于对肝脏损伤及保存效果进行评估,然而如何识别稳定可靠的标志物仍存在挑战。

肝脏常温灌注的一般检测和评价项目包括:组织氧耗量、血流动力学指标、肝脏合成功能、肝脏代谢功能、细胞损伤指标(ALT、AST、碱性磷酸酶、总胆红素)、灌注液血常规及血气分析、肝脏组织学评价等。其中肝脏合成功能主要检测:白蛋白、补体、凝血因子 V、尿素、合成胆汁体积;代谢功能包括:葡萄糖、半乳糖等代谢状态。

胆汁是肝脏的产物之一,胆汁的特性能够反映肝脏的功能状态,但是目前对胆汁与肝脏损伤关系的研究较少。Habib M M 等为探究肝脏损伤程度与分泌胆汁性质的关系,首次利用质子磁共振波谱分析(proton magnetic resonance spectroscopy,HMRS)的方法研究不同热缺血损伤程度的肝脏在常温灌注阶段分泌的胆汁,发现不同损伤程度的肝脏产生的胆汁中胆酸、乳酸、葡萄糖等成分的含量有所不同。虽然结果差别无统计学意义,但将胆汁成分作为评价肝脏损伤程度的一种潜在指标,为将来寻找评价肝脏损伤的新方法提供了方向。一项废弃人肝研究表明,通过 6 小时常温灌注肝脏胆汁生成量超过 30g 的肝脏要优于胆汁生成量低于 30g 供肝。

对供体的需求量增加使得人们开始关注 DCD 供体的保存和使用。因 DCD 供体的损伤较严重,传统的低温保存的方法已不能满足需要,常温灌注的方法被重新重视。常温灌注通过维持温度、供氧等条件模拟器官在体内的正常生理状态,维持器官正常代谢,并具有修复损伤的功能。动物实验证明肝脏常温灌注的保存效果优于静态冷保存以及低温灌注,同时常温灌注过程中可以修复前期热缺血造成的肝脏功能损伤,目前已在临床上常温灌注用于器官获取过程中维持灌注以及离体肝脏的保存。常温灌注可以模拟肝脏在体内正常的代谢活动,现在被广泛应用于肝脏的多项基础研究,利用常温灌注建立在体外建立模型模拟肝脏在体状态,具有操作简便、观察直观及费用低等优点。

常温灌注的技术复杂,费用高昂,目前国际上的肝脏常温灌注机器正处于临床试验阶段。未来将针对系统的稳定性及便携性进行改进,这样能够充分发挥常温灌注对器官保存及修复的优势。

(李建辉　贾俊君　徐骁　乔银标　姜骊　李浩宇　霍枫　郑树森)

关 键 要 点

1. 目前供肝保存以静态冷保存技术应用为主。

2. 机械灌注根据维持温度不同,可以分为低温(4~6℃)、亚低温(20~25℃)、常温机械灌注(32~37℃),超低温保存(-4℃),各亚型各有优缺点。

3. 机械灌注对边缘供肝保存与修复有重要价值,尚需进一步临床验证。

4. 机械灌注可实现保存修复及转运过程中动态监测与评价供肝质量。

参 考 文 献

1. Monbaliu D,Brassil J. Machine perfusion of the liver:past,present and future[J]. Curr Opin Organ Transplant,2010,15(2):160-166.

2. Vogel T,Brockmann J G,Friend P J. Ex-vivo normothermic liver perfusion:an update[J]. Curr Opin Organ Transplant,2010,15(2):167-172.

3. 江春平,丁义涛.边缘性供肝的研究进展[J].中华肝胆外科杂志,2012,18(8):644-646.

4. Hessheimer A J,Fondevila C,Garcia-Valdecasas J C. Extracorporeal machine liver perfusion:are we warming up [J]?. Curr Opin Organ Transplant,2012,17(2):143-147.

5. Vogel T,Brockmann J G,Coussios C,et al. The role of normothermic extracorporeal perfusion in minimizing ischemia reperfusion injury[J]. Transplant Rev(Orlando),2012,26(2):156-162.

6. Clavien P A,Harvey P R,Strasberg S M. Preservation and reperfusion injuries in liver allografts. An overview and synthesis of current studies[J]. Transplantation,1992,53(5):957-978.

7. Carini R,Autelli R,Bellomo G,et al. Alterations of cell volume regulation in the development of hepatocyte necrosis[J]. Exp Cell Res,1999,248(1):280-293.

8. Starzl T E,Groth C G,Brettschneider L,et al. Extended survival in 3 cases of orthotopic homotransplantation of the human liver[J]. Surgery,1968,63(4):549-563.

9. Hickman R,Saunders S J,Simson E,et al. Perfusion of the isolated pig liver. Functional assessment under control normothermic conditions[J]. Br J Surg,1971,58(1):33-38.

10. Hsieh C E,Lin H C,Tsui Y C,et al. Extracorporeal membrane oxygenation support in potential organ donors for brain death determination[J]. Transplant Proc,2011,43(7):2495-2498.

11. Butler A J,Rees M A,Wight D G,et al. Successful extracorporeal porcine liver perfusion for 72 hr[J]. Transplantation,2002,73(8):1212-1218.

12. Xu H,Berendsen T,Kim K,et al. Excorporeal normothermic machine perfusion resuscitates pig DCD livers with extended warm ischemia[J]. J Surg Res,2012,173(2):e83-e88.

13. Grosse-Siestrup C,Unger V,Pfeffer J,et al. Hepatotoxic effects of polidocanol in a model of autologously perfused porcine livers[J]. Arch Toxicol,2004,78(12):697-705.

14. Schon M R,Kollmar O,Wolf S,et al. Liver transplantation after organ preservation with normothermic extracorporeal perfusion[J]. Ann Surg,2001,233(1):114-123.

15. Jimenez-Galanes S,Meneu-Diaz M J,Elola-Olaso A M,et al. Liver transplantation using uncontrolled non-heart-beating donors under normothermic extracorporeal membrane oxygenation[J]. Liver Transpl,2009,15(9):1110-1118.

16. Chung W Y,Gravante G,Al-Leswas D,et al. The autologous normothermic ex vivo perfused porcine liver-kidney

model:improving the circuit's biochemical and acid-base environment[J]. Am J Surg, 2012, 204(4): 518-526.

17. Nui A, Katsuramaki T, Kikuchi H, et al. The functional integrity of a normothermic perfusion system using artificial blood in pig liver[J]. J Surg Res, 2006, 131(2):189-198.

18. Nui A, Katsuramaki T, Kikuchi H, et al. Successful ex vivo normothermic liver perfusion with purely artificial products using artificial blood[J]. Int J Artif Organs, 2003, 26(1):46-52.

19. Perera M T. The super-rapid technique in Maastricht category Ⅲ donors:has it developed enough for marginal liver grafts from donors after cardiac death[J]? Curr Opin Organ Transplant, 2012, 17(2):131-136.

20. Fondevila C, Hessheimer A J, Flores E, et al. Applicability and results of Maastricht type 2 donation after cardiac death liver transplantation[J]. Am J Transplant, 2012, 12(1):162-170.

21. Jimenez-Galanes S, Meneu-Diaz M J, Elola-Olaso A M, et al. Liver transplantation using uncontrolled non-heart-beating donors under normothermic extracorporeal membrane oxygenation[J]. Liver Transpl, 2009, 15(9): 1110-1118.

22. Shapey I M, Muiesan P. Regional perfusion by extracorporeal membrane oxygenation of abdominal organs from donors after circulatory death:A systematic review[J]. Liver Transpl, 2013.

23. 霍枫,汪邵平,李鹏,等. 体外膜肺氧合用于心死亡供肝的初步经验[J]. 中华肝胆外科杂志,2012,18 (5):354-356.

24. Hsieh C E, Lin H C, Tsui Y C, et al. Extracorporeal Membrane Oxygenation Support in Potential Organ Donors for Brain Death Determination[J]. Transplantation Proceedings, 2011, 43(7):2495-2498.

25. Gravante G, Ong S L, McGregor A, et al. Histological changes during extracorporeal perfusions of the porcine liver:implications for temporary support during acute liver failures[J]. J Artif Organs, 2013, 16(2):218-228.

26. Fondevila C, Hessheimer A J, Maathuis M H, et al. Superior preservation of DCD livers with continuous normothermic perfusion[J]. Ann Surg, 2011, 254(6):1000-1007.

27. Brockmann J, Reddy S, Coussios C, et al. Normothermic perfusion:a new paradigm for organ preservation[J]. Ann Surg, 2009, 250(1):1-6.

28. Chung W Y, Gravante G, Al-Leswas D, et al. Addition of a kidney to the normothermic ex vivo perfused porcine liver model does not increase cytokine response[J]. J Artif Organs, 2012, 15(3):290-294.

29. Chung W Y, Gravante G, Al-Leswas D, et al. The autologous normothermic ex vivo perfused porcine liver-kidney model:improving the circuit's biochemical and acid-base environment[J]. Am J Surg, 2012, 204(4): 518-526.

30. Chung W Y, Gravante G, Al-Leswas D, et al. The development of a multiorgan ex vivo perfused model:results with the porcine liver-kidney circuit over 24 hours[J]. Artif Organs, 2013, 37(5):457-466.

31. Bellomo R, Suzuki S, Marino B, et al. Normothermic extracorporeal perfusion of isolated porcine liver after warm ischaemia:a preliminary report[J]. Crit Care Resusc, 2012, 14(3):173-176.

32. Boehnert M U, Yeung J C, Bazerbachi F, et al. Normothermic acellular ex vivo liver perfusion reduces liver and bile duct injury of pig livers retrieved after cardiac death[J]. Am J Transplant, 2013, 13(6):1441-1449.

33. Izamis M L, Tolboom H, Uygun B, et al. Resuscitation of ischemic donor livers with normothermic machine perfusion:a metabolic flux analysis of treatment in rats[J]. PLoS One, 2013, 8(7):e69758.

34. Cohen J C, Horton J D, Hobbs H H. Human fatty liver disease:old questions and new insights[J]. Science, 2011, 332(6037):1519-1523.

35. Par G, Horvath G, Par A. [Non-alcoholic fatty liver disease and steatohepatitis[J]. Orv Hetil, 2013, 154(29): 1124-1134.

36. de Graaf E L, Kench J, Dilworth P, et al. Grade of deceased donor liver macrovesicular steatosis impacts graft and recipient outcomes more than the Donor Risk Index[J]. J Gastroenterol Hepatol, 2012, 27(3):540-546.

37. Spitzer A L,Lao O B,Dick A A,et al. The biopsied donor liver:incorporating macrosteatosis into high-risk donor assessment[J]. Liver Transpl,2010,16(7):874-884.

38. Nagrath D,Xu H,Tanimura Y,et al. Metabolic preconditioning of donor organs:defatting fatty livers by normothermic perfusion ex vivo[J]. Metab Eng,2009,11(4-5):274-283.

39. Liu Q,Vekemans K,Iania L,et al. Assessing warm ischemic injury of pig livers at hypothermic machine perfusion[J]. J Surg Res,2013.

40. Janssen M W,Druckrey-Fiskaaen K T,Omidi L,et al. Indocyanine green R15 ratio depends directly on liver perfusion flow rate[J]. J Hepatobiliary Pancreat Sci,2010,17(2):180-185.

41. Habib M M,Hafez T S,Parkes H G,et al. A comparison of bile composition from heart-beating and non-heart-beating rabbit organ donors during normothermic extracorporeal liver perfusion:experimental evaluation using proton magnetic resonance spectroscopy[J]. Transplant Proc,2004,36(10):2914-2916.

42. de Vries RJ,Tessier SN,Banik PD,et al. Supercooling extends preservation time of human livers[J]. Nat Biotechnol,2019,37(10):1131-1136.

43. Que W,Hu X,Fujino M,et al. Prolonged cold ischemia time in mouse heart transplantation using supercooling preservation[J]. Transplantation. 2019,Volume Online 1.

第五章

机械灌注在供肾保护中的应用

20世纪50年代至今,肾移植发展迅速,如今已成为治愈终末期肾病最有效的手段。供肾的保存与修复是肾移植的三大支柱之一,在移植围术期及移植预后等方面起着举足轻重的作用。随着我国正式启用公民逝世后器官捐献,脑死亡供体(DBD)、心脏死亡供体(DCD)及脑-心双死亡供体(donation after brain death awaitingcardiac death,DBCD)的保存与修复将是我国器官移植学者面临的首要问题。随着器官需求数量的不断增多,边缘供体的使用也会日益普遍,静态冷保存(SCS)作为移植肾脏保存的"金标准"已较难满足移植发展的需要,至此,机械灌注在供肾保存中扮演了越来越重要的角色。

根据灌注温度的不同,机械灌注可分为常温机械灌注(NMP)、亚低温机械灌注(SMP)与低温机械灌注(HMP);根据是否携氧,机械灌注又可以分为携氧机械灌注与非携氧机械灌注。HMP作为最早开始研究的机械灌注,是目前肾移植应用最广泛的灌注方式,同时,HMP在基础与临床研究方面也取得了一定的经验和突破。

第一节　机械灌注在标准供肾保护中的应用

一、低温机械灌注在标准供肾的应用

HMP以持续或脉冲的方式将灌注液灌注到脉管系统,同时维持1~10℃的环境温度,从而保证肾脏在获得一定营养的情况下清除代谢废物并维持基本的形态与结构。目前肾脏HMP主要包括以下几个系统:Lifeport肾脏转运系统(Zaventem,Belgium)、脉冲式的灌注泵系统(RM3,Minneapolis,MN,USA)和Kidney Assist设备(Groningen,The Netherlands)。Lifeport肾脏转运系统因具备便携、易操作、稳定、全自动等优势被多数移植中心认可,尽管Lifeport无法进行携氧灌注,但目前尚未有低温携氧灌注优劣的临床报道,故其是世界上应用最广泛的HMP灌注仪器。

最先尝试使用HMP是在20世纪60年代,由于UW液(University Of Wisconsin)的出现,加之移植学者对HMP的优势存在争议,HMP在肾移植应用的研究陷入低谷。然而,随着器官短缺的问题逐渐尖锐,传统CS对肾脏的保护作用有限,近年HMP的应用再次成为研究热点。

近年,HMP在肾移植的应用较为普遍,其使用率在部分国家已过半,超过传统静态冷保存。各国学者对于HMP在早期肾脏功能恢复方面比CS更有优势的结论已基本达成共识,

同时,供肾质量越差,HMP 的修复作用可能越强(表 5-1)。

表 5-1　HMP 对心脏死亡供体不同 Maastrich 分类供肾质量修复的潜在效果

分类	特点	死亡地点	潜在效果
Ⅰ	不可控,院外死亡	院外或抢救室	?
Ⅱ	不可控,心肺复苏失败	抢救室或 ICU	+++
Ⅲ	可控,等待心脏停跳	ICU	++
Ⅳ	可控,脑死亡后等待心脏停跳	ICU	±

供肾在低温的环境下会大幅降低新陈代谢率,代谢率约为正常情况的 10% 左右。通过减少热缺血时间,同时利用低温减少肾脏对能量与氧气的需求来维持肾脏的功能与质量,是 CS 保存肾脏的理论基础。然而,CS 仅仅是延缓进程的处理,损伤依旧存在,包括:部分化学信号传导的中断、能量与氧气依旧不能有效的交换、电解质紊乱致细胞肿胀、氧自由基产生积蓄以及细胞冷损伤后发生凋亡与坏死。理论上,HMP 通过持续或脉冲的方式在 $1 \sim 10℃$ 的环境下模拟正常灌注,一方面可以促进氧气与营养物质的交换、清除代谢废物与氧自由基、减少血管痉挛等方式保护供肾;另一方面,其通过促进流量依赖的内皮因子持续表达维持细胞的超微结构。机械灌注时,血管壁形态的变化、液体剪切力的产生以及微环境生理条件的改善可能会促进 Kruppel 样因子 2(KLF2)与内皮型一氧化氮合酶(eNOS)表达变化或活化,从而起到抑制炎症反应及稳定细胞正常结构与功能的作用。目前,HMP 的机制仍处于研究之中,故其保护供肾功能的方式尚未完全明晰。

1967 年 Belzer 等在威斯康辛大学研发出 UW 液,UW 液因其能有效减少器官缺血再灌注损伤而被视为器官保存液的"金标准"一直被沿用至今。肾脏 HMP 灌注液主要为 KPS-1(即 UW-G)和 HTK 液,KPS-1 为国际公认的规范而标准的肾脏机械灌注液,其在国内也得到广泛使用。KPS-1 相比 UW 液多加了葡萄糖、甘露醇、核糖及 HEPES 缓冲液,但少了大量棉子糖及乳糖酸盐、硫酸盐,用腺嘌呤代替了 UW 液中的腺苷,使之更适合机械灌注的需求;HTK 液促进 ATP 的产生,减轻细胞水肿,且不含黏滞度高的胶体,可以均匀灌注到器官,从而在肾脏 HMP 中也有一定应用。

尽管,HMP 作为增加可用供肾数量、提高供肾保存质量的有效措施被人们所研究,然而 HMP 与 SCS 在临床应用孰优孰劣的争论一直持续。HMP 在临床供肾保存与修复研究的报道很多,最为代表的即是 Moers 与 Watson 等的报道结果。Moers 等认为,DBD 供肾 HMP 相比于 CS 能够显著减少肾移植术后受者 DGF 的发生,同时较少的 DGF 发生使肾脏原发性无功能发生率(PNF)和急性排斥反应的发生率降低,并提高移植肾和移植患者的存活率;相反的,Watson 等研究表明 HMP 与 SCS 在供肾移植后功能恢复和存活率方面并无差异。近年来,多篇可信度较高的系统分析证实,在供肾移植术后 DGF 方面,HMP 相比于 SCS 其发生率显著偏低,且对于已发生 DGF 的病人,HMP 能缩短肾脏功能恢复时间。目前,较为被大多数学者认可的观点是,HMP 在短期降低 DGF 发生率方面优于 SCS,然而供肾 PNF 发生率和移植后 1 年移植肾存活率等其他指标并未有明显差异,这也证明了 DGF 的发生与受者长期生存时间无直接相关性的观点。综上,低温机械灌注的保存方式优于冷保存,但其改善保存效果的能力有限。

从人性化的角度来看,国内针对于 HMP 与 SCS 对患者经济及生理负担的临床研究缺如,国外此方面有一定共识:肾脏移植手术主要开销来源于住院时间、肾脏移植手术与围术期透析三方面,国外学者发现 HMP 通过减少 DGF 发生率和 DGF 发生后持续时间从而总体减少患者住院天数以及经济负担。

根据上述分析,HMP 在临床肾脏移植方面相比于 SCS 有一定优势:①维持血管床的通畅;②延长肾脏保存时限;③清除代谢废物;④提供细胞保护或免疫调节途径;⑤提供流量阻力数值;⑥改善移植肾早期功能;⑦增加可用器官量;⑧提供能量,降低氧气及能量消耗;⑨降低整体医疗费用;⑩为药物研究提供载体。

二、其他类型的机械灌注在标准供肾的应用

携氧低温机械灌注在肾移植的临床应用还未有报道,有学者进行动物实验证实,HMP 灌注液添加不同浓度的氧气后,移植肾近、远期疗效均有一定改善,也有人认为过高的氧气浓度会导致移植物氧自由基产生增多。HMP 的机制以及携氧 HMP 的临床应用还需更多研究。

移植肾常温机械灌注在 1976 年首次提出,近年已有少数学者将其应用于临床。相比于低温保存方式,NMP 能够维持肾脏的正常代谢,避免了冷缺血损伤,同时常温状态下对于维持细胞的形态和功能、供肾质量修复方面可能更有优势,尤其在边缘供肾的器官质量维护方面,NMP 的使用可以让缺血时间过长的供肾满足移植标准,同时改善移植手术的预后。可以预见的是,NMP 的临床使用也会对灌注仪器的设计以及临床医师的操作水平提出更高的要求,熟练的操作,便携、合理的仪器设计可以减少供肾热缺血的时间。供肾处于常温状态时,如何满足脏器的生理需求是 NMP 的重点,故 NMP 的灌注液多为血制品,同时去除白细胞的血制品作为灌注液可能减轻炎症反应的发生,对移植肾术后功能恢复有利。

第二节　低温机械灌注在边缘供肾移植中的应用

一、背景

肾移植是治疗终末期肾病的唯一有效手段。然而,随着等待肾移植患者数量的逐步增加,与之相应的供体数量却相对逐渐减少(图 5-1)。供肾短缺的不断加重使边缘性供体(ECD)在肾移植中占有越来越重要的地位。鉴于此,ECD 的大量使用,可以满足不断增长的供体需求和缓解标准供体(standard criteria donors,SCD)的紧缺。

二、边缘供体的定义及疗效

ECD 在不同器官移植中有不同的衡量标准。在肾移植中,就年龄来说那些不太理想的供体或患有某种形式的良性肾病或非肾性疾病的供体都被定义为边缘供体。美国器官移植共享网(UNOS)的标准为:死亡供体年龄大于 60 岁或者供者年龄 50~59 岁但伴有以下两种(或两种以上)情况:具有高血压病史,因脑血管意外死亡,终末期血肌酐值大于 132.5μmol/L。其中,老龄供体的年龄定义,Gill 等研究美国 1995—2003 年间 31 255 例活体肾移植中 90% 的捐献者年龄<55 岁,因此他们将≥55 岁的供体定义为老龄供体。国内目前尚无类似的大样本报道,国内文献将老龄供体定义为年龄>55 岁的供体。最近,ECD 在临床上的使用越来越多,有关 ECD 有很高弃用率的报道也随之增加。Hwang JK 等报道,在 2000—2011 年间,

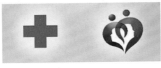
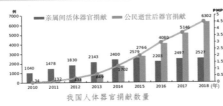
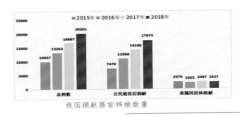
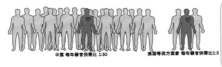

图 5-1　中国器官移植捐献现状

人体器官移植技术是 20 世纪医学领域取得的重大进展之一,给众多终末期器官衰竭患者带来了治愈的希望,挽救成千上万患者的生命(数据来源:公开资料整理)

他们做了 195 例成人死亡供体肾移植,其中 31 例(15.9%)是取自于 ECD,164 例(84.1%)为 SCD,经过长达 6 个月的随访得出:与 SCD 受者组相比,ECD 受者组的术后高血压、糖尿病以及脑血管意外死亡的发病率明显较高;而且,在肾功能恢复前接受 ECD 受者组术后肌酐值较高;在肾移植术后 1 个月,6 个月,1 年,3 年内,ECD 受者组平均肾小球滤过率(glomerular filtration rate,GFR)比 SCD 受者组明显较低;而移植肾功能延迟恢复(delayed graft function,DGF)的发生率和感染性并发症在 ECD 受者组高于 SCD 受者组($P = 0.007$,$P = 0.008$)。Kostakis A 等研究发现年轻人群捐献组(<60 岁)的第 3,5 和 8 年移植物存活率分别是 86.7%、80.4% 和 78.1%,但是年长捐献组(≥60 岁)则是 83.6%,78.2% 和 67.8%($P = 0.13$)。年轻人群捐献组的第 3,5 和 8 年病人存活率分别是 95.9%,95.9% 和 94.7%,而对于年长捐献组的则是 94.4%,92.0% 和 89.2%($P = 0.24$)。总之,ECD 相较于 SCD 来说疗效较差。

DGF 是肾移植早期并发症,其增加了急性排斥反应和早期移植肾功能丧失的风险,对移植物的生存率产生了负面影响。DGF 定义为移植后第一周内需要透析。导致 DGF 的原因有很多,最主要原因是缺血再灌注损伤,其次是供者的年龄、体重和受者的体重和输血史。而 ECD 供体更易遭受缺血再灌注损伤,故 ECD 供体的使用术后出现 DGF 的概率较 SCD 明显增加。

缺血再灌注损伤(IRI)程度对肾移植成功起着至关重要的作用,与其他因素[供受者的年龄,HLA 不匹配,群体反应性抗体(PRA)水平和移植后 6 个月内排斥反应等]相比之下,IRI 是影响移植物存活的最重要因素。IRI 和 DGF 发病率有正相关关系。对于供体器官来说,从器官获取之前便存在缺血缺氧过程。血供中断后立即会导致组织细胞缺氧,多种因素参与的级联反应紧跟着缺血随之而来,其中最关键的是组织细胞由于缺氧导致 ATP 生成减少。缺氧使细胞从有氧代谢转变为无氧代谢,生成大量乳酸和质子,进而机体细胞自身生命活动和物质代谢受到抑制。细胞去极化也因在缺氧诱导的级联反应所导致的离子稳态的破坏而发生,细胞膜失去稳定性,细胞发生水肿,影响线粒体功能,进一步加重缺氧和 ATP 下降。由于细胞膜上的离子泵缺乏能量而失活,细胞内大量质子和钙离子累积,最终引发细胞发生凋亡或坏死(图 5-2)。

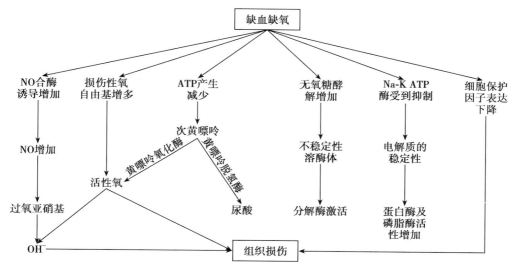

图 5-2 缺血再灌注致细胞损伤通路

而 ECD 肾脏的 DGF 增高的另一些原因与供体肾在移植前原有的组织病理改变有关,如:肾小球硬化症、间质纤维化、肾小管萎缩,内膜的增厚和细小动脉透明变性等。2013 年 Azancot MA 等关于组织病理评分的重复性和预测性进行了研究,利用 Banff 标准进行组织病理评分,并将病检结果分为四类即:轻度(≥3 分)、中度(4~5 分),高度(6~7 分)损伤和不能移植(≥8 分)。ECD 肾脏移植前的活检组织学评分已被证实能够指导临床医生对肾脏有效取舍并有效预测移植后移植物功能。

三、低温机械灌注及其疗效

降低 DGF 有助于在移植后 1、3 和 5 年内改善移植物功能以及缩短住院时间。而降低 DGF 的有效的方法之一便是改进器官保存方法,减少器官缺血缺氧损伤,从而提高移植物的存活率。目前,SCS 是保存移植器官的常规方法。用于 SCS 的保存液通常包括胶体、抗氧化剂以及 ATP 的分子前体,这样有助于减轻器官损伤。HMP 是一个动态器官保存技术,能够将灌注液连续不断地泵入器官中,在保持器官低温的同时,向器官输送代谢底物。世界上第一例有关于 HMP 实验发生在 20 世纪 60 年代,是由 FolkertBelzer 等人完成的。现在,随着 ECD 使用的增加,HMP 受到重视。许多研究报告表明:在肾移植中,与 SCS 相比,HMP 能够明显降低 DGF 发病率,提高 1、3 年器官存活率和改善肾脏功能。Hu Xiaopeng 等在一项关于犬肾保存方法的研究中发现:在术后 24 小时内,HMP 组与 SCS 组的组织学检测差异不明显,但在 48 小时后,SCS 组表现出明显的组织损伤,肾小球毛细血管的轮廓模糊,有广泛而严重的肾小管上皮细胞变性。而此时 HMP 组只有轻微的改变,能够清晰地观察到肾小球和肾小管的轮廓。用电子显微镜观察,在术后 48 小时,HMP 组与 SCS 组在组织学上表现出明显的差异,SCS 组的术后肾脏质量更差。Wight JP 等在一份荟萃分析和系统回顾的报告中显示：与 SCS 组相比，HMP 能够降低 20% 的 DGF 发病率。Schold JD 等报道：与 SCS 组相比，HMP 能够增加 ECD 供肾的利用率（59% 和 70%，$P<0.001$），而且还可减少 DGF 发生率。Moers C 等显示：HMP 能够明显降低 DGF 的发病风险，而且在移植术后 2 周内，HMP 组的血清肌酐水平明显低于 SCS 组，同时减少移植失败的风险（风险比为 0.52；$P=0.03$）。HMP 能显著提高血清肌酐水平下降的速率和减少 DGF 的持续时间。1 年移植物存活率 HMP 组亦优于 SCS 组（94% 比 90%，$P=0.04$）。Alison Guy 等研究结果同样显示出：在 175 个供肾中，共有 74 个肾脏用 HMP 进行保存，101 个肾脏用 SCS 保存，其中 HMP 组的冷缺血时间（cold ischemia time，CIT）平均为 23.85 小时，而 SCS 组的 CIT 平均为 13 小时（$P\leqslant0.0001$）。在 HMP 组中有 20 个肾脏发生了 DGF（27%），在 SCS 组中有 47 个发生了 DGF（47%）（$P=0.012$），HMP 与 SCS 相比，能够明显地降低 DGF 的发生率。Baoping Jiao 等在一份关于 HMP 对 ECD 保存中的作用的荟萃分析中显示：根据所选出的文献，共有 2 374 个肾脏使用 HMP 方法保存和 8 716 个肾脏使用 SCS 方法保存，所有肾脏均来自 ECD。大量结果表明，HMP 组的 DGF 及 PNF 发病率明显低于 SCS 组（$P=0.001$）。最近几年，许多关于 HMP 改善移植物生存率的证据得以报道，进一步鼓励人们广泛使用 HMP。

四、低温机械灌注对边缘供体供肾的评估

HMP 需要临床指标来完善评价方案。目前临床所使用的 Lifeport 灌注仪能够很好保存和评价所灌注的肾脏（图 5-3）。通过对阻力指数和流量的掌握，可以分析肾脏是否可以用于移植。机械灌注流量（machine perfusion flow，MPF）和阻力指数（resistance index，RI）是评估器官存活能力的可靠指标，尤其是在边缘供体器官的评定当中，能够准确地反映肾脏缺血性损伤程度。有许多学者对此做了相关研究，其中 Matsuno N 等试验显示，当 MPF 为 0.45～0.65ml/（min·g）时，原发性肾无功能（PNF）的发生率为 25.7%，当 MPF 为 0.65～0.90ml/（min·g）时，PNF 的发生率为 6.7%，而当 MPF 达到 0.9ml/（min·g）时，PNF 的发生率为零（总例数为 88），由此可以发现 MPF 的增高能够减轻 PNF 的发病率，两者之间存在负性相关关系。另外，Jacques P 等发现 RI 越高 DGF 的发病率越高。国内叶啟发教授团队研究表明：同一供者两例供肾机械灌注阻力系数及流量情况的不同，移植后临床疗效亦不同，其中供肾 1 未发生 DGF，供肾 2 在移植术后发生了 DGF（图 5-4）。因此当供肾在机械灌注过程中，如果流量不能增高一直保持在较低水平或阻力过高而不下降，则提示肾脏不能被应用。为此，

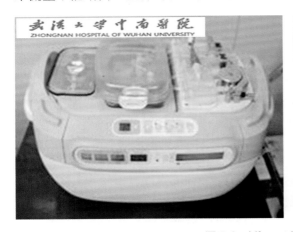
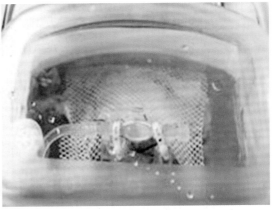

图 5-3　Lifeport 灌注机灌注肾脏

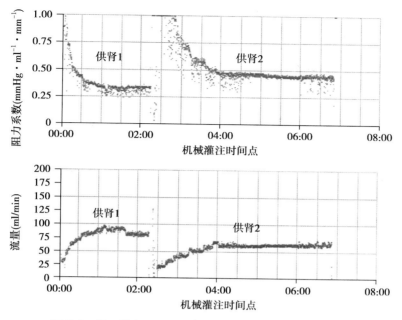

图 5-4 同一供者两例供肾机械灌注阻力系数及流量情况

我院制定的武汉大学灌注标准如下：①MPF<60ml/min 或 RI>0.6mmHg/（ml·min）时，考虑丢弃；②60≤MPF<100ml/min 或 0.3<RI≤0.6mmHg/（ml·min）时，综合考虑供受者年龄、高血压病史、HLA 匹配和组织学检查等情况适当取舍；③ MPF ≥ 100ml/min 或 RI ≤ 0.3mmHg/（ml·min）时，为理想供肾。

五、低温机械灌注保护供肾的相关分子机制

HMP 保护供肾的机制至今尚未完全阐明，许多学者认为 HMP 这种作用可能跟减少肾小管内皮细胞的炎症反应及水肿有关。减少炎症反应机制有以下三种方式：①保持血管通畅；②提供营养和氧的支持；③清除代谢产物和有毒物质。利用机械灌注能够将营养和氧通过灌注液输入到肾动脉中，对肾血管起着冲刷的作用。同时肾灌注液如同血液一般，其中含有对肾脏营养作用的电解质及所必需的营养物质，不仅如此，流动的液体能够保持血管通畅，清楚肾脏代谢废物和有毒有害物质，起着对肾脏的保护。

叶启发教授团队对 HMP 的研究起于 2012 年，对 HMP 的分子机制也有所探究，我院创新性建立新西兰家兔在体低温机械灌注模型，利用 Lifeport 对兔肾进行低温保存，对照组为 SCS，结果发现在热缺血和冷缺血时间都相同的情况下，HMP 组的家兔存活率明显高于 SCS 组，且 HMP 能减轻炎症反应、降低供肾凋亡水平，肾脏质量优于 SCS 组。进一步研究发现，经 HMP 保存的肾脏组织中 p-ALDH2 表达较 SCS 组的增高。我们猜想 ALDH2 可能参与 HMP 条件下保护肾脏的作用。我们发现，ALDH2 通过抑制 MAPK 通路降低炎症介质的表达，减轻细胞死亡，同时 ALDH2 又是解毒物质，能够清除肾脏组织的有毒代谢产物。另团队研究 KLF2 也有保护肾脏的作用，尤其在 HMP 状态下，KLF2 能够促进肾血管内皮细胞 NO 的产生，从而达到扩张血管的作用。同时通过抑制单核细胞及炎症因子的表达减轻肾小管的炎症反应。然而 HMP 的分子机制待进一步深入研究，需要众多学者的共同努力。

总之，在肾移植供体缺乏的条件下，ECD 无疑是一种不错的选择，它能够扩大供体池，减

少患者等待肾移植的时间,为患者带来福音。但 ECD 质量需进一步改善,因此目前学者们正努力解决 ECD 所存在的问题,以减少供肾损伤、改善供肾质量。目前临床试验及动物实验给我们提供了新的解决方案。HMP 具有保存肾脏的作用,能减轻缺血再灌注损伤,提高供体质量和移植后生存率,明显优于传统的静态保存。HMP 目前已广泛应用于临床,但其机制尚在研究当中。学者们应再接再厉将 HMP 的机制加以探索,为更多患者谋求福利。

第三节　机械灌注评估供肾的质量

一、供肾机械灌注常用参数

HMP 参数包括灌注过程中的灌注方式,灌注时间,压力,流量及阻力指数。

在临床运用中,灌注时采用的脉冲式灌注,脉冲频率一般为 1 次/s。目前的灌注方式分为两种,分别为持续 HMP(continuous HMP)和缺血终末期 HMP(end-ischemic HMP)。灌注时间过短,不利于肾脏充分灌注,不能完全发挥 HMP 的优势,然而灌注时间过长,也导致冷缺血时间延长,进一步损伤器官。现阶段,最佳的持续灌注时间尚没有定论,从 1~24 小时均有报道。从临床操作来看,许多器官都是远距离获取,所以经过一段时间冷保存后,在缺血终末期进行短暂 HMP 更加符合临床实际。不过,根据最近相关文献报道,与持续 HMP 相比,缺血终末期 HMP(即长时间冷保存后给予一个相对较短的时间 HMP)并没有优势可言,甚至降低了灌注效果。由于没有大规模的实验研究对持续 HMP 和缺血终末期 HMP 进行比较,所以二者哪种更好尚没有定论。总体而言,在总的冷缺血时间不宜过长的情况下,给予一定时间 HMP 是有利于优化器官质量的。

压力值设定的范围各个研究中心也各有不同,30~60mmHg 均有。灌注后多采用流量和阻力指数对肾脏情况进行评价。一般认为,在合并高危因素的脑死亡供肾(供者年龄大于60 岁,高血压等)和 DCD 供肾肾移植时,供肾应满足的灌注参数是流量 ≥70ml/min,阻力系数 ≤0.4mmHg/(ml·min),如果阻力系数 >0.4mmHg/(ml·min)时要警惕供肾可能需要丢弃,特别当阻力系数 >0.5mmHg/(ml·min)时建议供肾不要使用。

总体而言,HMP 对于边缘供肾 DGF,PNF 及移植物生存率的改善效果优于 SCS 技术。但是,单就 DCD 供肾来看,虽然大多数研究还是肯定 HMP 对于降低 DGF 起着明显的作用,但是 HMP 优化效果尚存在争议。同时也要强调,一般不主张单纯使用某一项灌注参数来判断供肾能否移植,需要根据供肾具体情况分析,比如结合灌注液中渗透压,pH,乳酸盐,LDH 等因素综合判断,以免造成器官浪费。Kosieradzki M 就提出多个与 DGF相关性较高的危险因素,其中包括:①流量 <45.6ml/(min·g);②灌注的血管阻力指数 >0.44mmHg/(ml·min);③灌注液中乳酸 >1/75mmol/L;④乳酸脱氢酶(LDH)>709U/L。但就目前所有的相关文献报道来看,尚没有一种合理的综合判断公式可供参考。此外,对于是否需要低温氧合机械灌注,虽然之前有过临床研究,但其作用尚不确定,近年来亦未引起足够重视,研究较少。

在实验研究方面,目前主要集中在猪。而大鼠,家兔仅有部分实验开展,可能与大鼠肾脏血管细,灌注机设计困难,而家兔后期蛋白组学检查较局限有关。另外还有实验使用犬类,但是实验成本较高,只有零星报道。对于肾脏的 HMP 动物实验研究,由于动物与人类在血管管径,肾脏组织结构上面的差异,所以不能直接套用人体数据。而且 HMP 本身可以对脏器和血管造成物理性损伤,因此如何找到合适的灌注压力对于实验的研究成败至关重要。回顾现有文献,猪进行实验研究时,认为灌注压力在 20~30mmHg 时对器官损伤最小,脉冲频率为 1 次/s,与人较为接近。而家兔实验,灌注压力设定在 60mmHg 可以改善供肾功能。对于大鼠而言,灌注压力往往设定在 5~6mmHg。犬类的灌注压设定在 16mmHg。虽然对于是否在低温下进行氧合机械灌注尚存争议,在临床研究中尚未引起重视,但仍有部分学者在实验研究中对其进行探索。不过,目前尚无统一标准,即便是同一种实验动物中,氧合后的灌注液氧分压的范围也在一个较大的波动范围,比如大鼠灌注液中氧分压可达到 280~350mmHg,而在猪的实验中,氧分压需要达到 700mmHg 才可取得良好的实验结果。故对于某一类动物,氧合的浓度达到多少可以对脏器实现最大限度的保护尚需进一步研究。

二、灌注液中供肾的损伤标志物

肾移植是目前治疗终末期肾病的最佳方法,自 2015 年 1 月 1 日起,公民逝世后器官捐献(donation after citizen's death,CDCD)成为我国器官移植的唯一来源,这类器官与活体来源器官相比,经历了更长的热缺血时间,对冷缺血损伤更加敏感,移植术后原发性无功能(PNF)和移植物功能延迟恢复(DGF)等并发症发生率明显升高,因此对此类供肾的保存方式提出了更高的要求。目前临床上最常用的保存供肾的方式有单纯静态冷保存(SCS)以及低温机械灌注(HMP),基于逐渐积累的循证医学结果,HMP 对 DCD 肾脏的保护作用优于 SCS 已达成共识。与冷保存相比,机械灌注的优势之一就是可以通过分析灌注液中标志物来评估供肾的质量,从而筛选高质量供肾提高受体术后的生存质量。

这些标志物通常是损伤的细胞释放到细胞间隙中的物质,如自由基介导的分子,抗氧化状态或炎症相关的分子。本章节就灌注过程中相关标志物的研究进展做一总结。

(一)几种常见的灌注液中的供肾标志物

现已被提出的可作为灌注液中供肾的损伤标志物有:心脏型脂肪酸结合蛋白(heart-type fatty acid binding protein,H-FABP)、脂质过氧化产物(lipid peroxidation products,LPOP)、N-乙酰基-β(n-acetyl-β-d-glucosaminidase,NAG-β)、丙二醛(malondialdehyde,MDA)、天冬氨酸氨基转移酶(aspartate aminotransferase,AST)、谷胱甘肽-s-转移酶(glutathione s-transferase,GST)、中性粒细胞明胶酶相关性脂质运载蛋白(neutrophil gelatinase-associated lipocalin,NGAL)、丙氨酸氨基转移酶(alanine aminopeptidase,Ala-AP)、白介素-18(interleukin 18,IL-18)、肾脏损伤分子-1(kidney injury molecule-1,KIM-1)、氧化还原的铁离子、乳酸脱氢酶(lactate dehydrogenase,LDH)、pH、乳酸盐、电解质、氧分压、二氧化碳分压渗透压、总体抗氧化状态(total antioxidant status,TAS)等。其中几种常见的标志物详见表 5-2。

(二)可能作为灌注液中供肾标志物的研究进展

1. 胰岛素样生长因子结合蛋白 7(insulin-like growth factor-binding protein 7,IGFBP7)以及组织基质金属蛋白酶抑制剂-2(tissue inhibitor of metalloproteinases-2,TIMP-2)是两种新发现的反映急性肾损伤(acute kidney injury,AKI)的标志物,来源于肾小管上皮细胞,是 G1 细胞周期停滞的诱导剂,有研究显示其效果远远优于迄今为止报道的其他反映 AKI 的标志物。

2. 不对称二甲基精氨酸(asymmetric dimethylarginine,ADMA)是一氧化氮合酶的抑制剂,在细胞功能障碍、高血压和蛋白尿患者中 ADMA 的表达水平非常高,可以用来预测肾脏损伤的快速进展。

表 5-2　几种常见肾脏灌注液标志物

供肾的损伤标志物	来源	作用	DGF 预测价值	PNF 预测价值
H-FABP	心脏、小肠、骨骼肌肉以及远端肾小管	与脂肪酸从内质网到线粒体的摄取有关,反映细胞的缺血性损伤	不高	不高
LPOP	身体各器官氧化应激后释放的产物	与活性氧自由基有关,在缺血性损伤中扮演重要角色	—	—
NAG-β	各种组织的溶酶体	与急性氧化应激有关,肾小管缺血性损伤标志物	不高	—
MDA	各器官氧化应激后释放产物	氧化应激反应标志物	不高	—
AST	身体各种组织包括肾实质细胞	与实质细胞损伤有关,肾组织损伤标志物	不高	—
α-GST	各种细胞的细胞质,包括近端肾小管肾近端小管细胞缺血时释放	近端肾小管损伤标志物	—	—
NGAL	几种组织,肾小管上皮细胞,在肾小管损伤时,中性粒细胞活化后迅速表达	反映急性肾小管上皮细胞损伤	—	不高
Ala-AP	小肠以及近端小管刷状缘	反映急性肾小管损伤	不高	—
IL-18	单核细胞等分泌的促炎细胞因子	缺血再灌注损伤过程中炎症因子	—	一般
KIM-1	在缺血性或毒性损伤后近端小管细胞中上调	KIM-1 排泄对肾脏损伤具有高度的特异性	—	—
铁离子(氧化还原反应)	身体的各系统	可作为反映缺血再灌注损伤标志物	—	一般
LDH	身体各细胞的细胞质	非特异性细胞损伤标志物	不高	不高

3. 在一项关于灌注液中蛋白质组学的研究中,18 例供肾纳入研究(包括 6 例 DBD 供肾,6 例可控型 DCD 供肾以及 6 例不可控型 DCD 供肾),通过应用二维凝胶电泳和质谱分析法鉴定了 19 种特有的蛋白。相比 DBD 供肾,DCD 供肾中两种未知蛋白明显上调,一种触珠蛋白表达明显降低。此外,在发生 PNF 的肾脏中,两种蛋白明显上调,发生 DGF 的肾脏中,α1 胰蛋白酶表达增加。然而,作为新的反映急性肾缺血损伤的标志物,其诊断价值有待于进一步研究。

4. 磁共振光谱学(nuclear magnetic resonance,NMR)分析,也是一项颇有潜力的评估手段,通过对供肾灌注液进行 NMR 分析,可发现缬氨酸、丙氨酸甘氨酸、谷氨酸盐与移植术后 3个月的血肌酐有密切关系。在灌注过程中测量代谢物组学活性对于评估器官活性也是一项新的研究方向,仍需要更多的实验来证实。

以上发现均可能作为灌注液中供肾标志物,然而其对于 PNF、DGF 预测价值则有待进一步实验研究。

（三）小结

灌注液中评估供肾损伤的标志物可以为移植医生提供一个无创的方式,使其可以在移植前(器官获取后)的多时间点对移植肾的质量进行评估。综上所述,目前尚没有一个与移植物功能(graft function,GF)有明显关联的标志物来特异评估供肾活力,常需结合灌注参数(流量和阻力指数)、活检等综合指标。因此,迫切需要更广泛的基础与临床试验来确立特异性评估灌注液中供肾损伤及保存效果的标志物。

第四节　肾脏机械灌注仪简介

1967 年,F. O. Belzer 成功地应用 HMP 于尸体狗供肾保存达到 24 小时和 72 小时,并在移植后取得了较好的疗效,该 HMP 系统(图 5-5)包括以下重要组成:①一个脉冲式的泵;②一个通过冷却部件和热交换器创造的低温灌注环境(8～12℃);③一种具有缓冲作用的狗血浆灌注液(狗血浆获取时保存于柠檬酸-柠檬酸盐-葡萄糖溶液),每升血浆里面添加了4mEq 硫酸镁、250mg 葡萄糖、80U 胰岛素、200 000U 青霉素和 100mg 氢化可的松;④一个0.22μm 灌注液微孔过滤器;⑤限制气液界面的膜氧合器;⑥可控的 pH、温度、Po_2、Pco_2、灌注液流速。该 HMP 系统使用压力传感器通过肾动脉插管监测肾动脉压力,肾流量通过肾静脉流出道连接的一个简易量杯进行监测,在灌注系统中直接取样监测动静脉血液的 pH、温度、Po_2、Pco_2,肾脏表面连接一个温度传感器监测温度。狗肾采用的脉冲式泵灌注压力范围为 50/20～80/40mmHg,流量为 60～120ml/min。

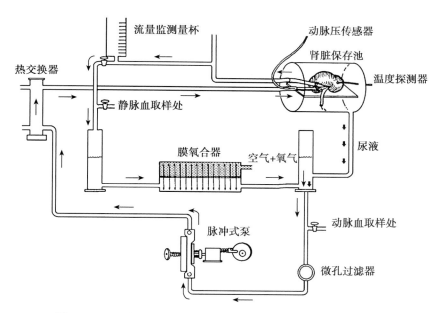

图 5-5　1967 年 F. O. Belzer 应用于狗尸体肾 HMP 保存示意图

在 20 世纪 60 年代,F. O. Belzer 进一步巩固该技术,在加利福尼亚第一个开发质量可靠便携式的肾脏 HMP 机器(图 5-6)用于临床,具有重大的历史意义,该机器尺寸较大,这与当时条件下的泵系统和电路组成部分有关。

1972 年,Pegg 和 Green 设计了肾脏 HMP 的主要组件示意图(图 5-7),HMP 包括一个有

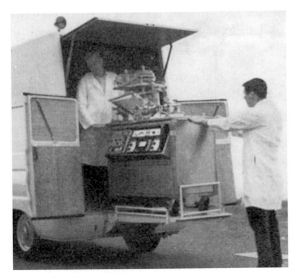

图 5-6　F. O. Belzer 开发第一台用于临床的肾脏 HMP 灌注仪

效的冷却系统,一个稳定的泵,一个充分供氧系统(可能需要活性气体),一个电缆系统和空气气泡捕捉器。肾脏的重量可以选择性地监测,在临床实践中没有严格要求。

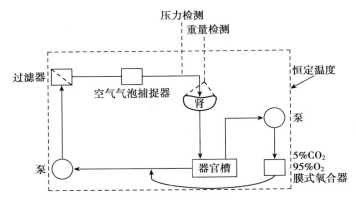

图 5-7　1972 年 Pegg 和 Green 学者设计肾脏 HMP 主要组件的示意图

　　然而,肾脏 HMP 保存方式在那一段时期并没有得到广泛的认可。临床免疫抑制剂的问世取得了非常好的效果。很多研究者发现 HMP 相比于 CS,保存尸体供肾并没有优势。他们认为 HMP 有以下缺点:需要肾动脉插管,可能导致肾动脉内壁损伤引起肾移植术后血管闭塞和肾动脉狭窄并发症;灌注液需要血制品,可增加传染病病原体(如肝炎病毒)传播的风险;HMP 的准备工作一方面耗时间,另一方面需要专业人士完成该操作流程,容易发生技术性的错误,容易污染;相当贵的经济成本。

　　一直到 20 世纪 80 年代中期,大部分供肾的保存采用 SCS。一些 SCS 保存液如 EC 液、UW 液、HTK 液的问世改善了移植物的活力并且延长了冷保存时间,很大程度促进了经济且方便 SCS 保存方式的发展。

　　到 20 世纪 90 年代,美国发生了一些政策的改变,随着器官捐献者年龄偏大的压力,移植物功能延迟恢复是使用边缘供体的棘手问题,然而边缘供肾应用 HMP 保存得到了较好的早期功能疗效。争议者开始支持使用 HMP,HMP 能减少边缘供肾移植术后透析的概率以及术后住院的时间,总体上减少了患者的经济费用。

21 世纪,DCD 供体的兴起加速了 HMP 技术的发展,DCD 供肾应用 HMP 保存取得了较好的疗效。认为脉冲式肾脏 HMP 有以下优点:提供氧和营养物质;消除有害物质;减少细胞水肿;对内皮细胞有保护作用,持续的流量依赖性基因的表达;可添加治疗干预措施,添加药物等。

现在国际上流行的肾脏灌注仪主要是:RM3 肾脏灌注仪(Rochester,UK)和 Lifeport 肾脏灌注仪(Chicago,USA)。这两种肾脏灌注仪使用不同的泵系统,RM3 使用的是流量驱动系统,通过单向阀门挤压硅胶管产生流量,而 Lifeport 使用的是滚动泵压力驱动系统。Wszola M 等学者研究比较 RM3 和 Lifeport 肾脏灌注仪随机应用于临床 50 例死亡捐献(其中包括 24 例 ECD)供肾,发现两组 DGF 发生率相同,RM3 组 DGF 患者需要平均 4.66 次透析,而 Lifeport 组 DGF 患者需要平均 2.65 次透析($P=0.005$);RM3 组和 Lifeport 组全部 1 年移植物生存率分别为 80%,96%,其中两组 ECD 供肾的 1 年生存率分别为 66%,92%;肾间质纤维化和管状萎缩更常见于 RM3 组(45%)相比于 Lifeport 组(0%,$P=0.03$)。使用 Lifeport 优于 RM3 系统。然而 Lindell 学者通过建立一个狗 DCD 供肾模型,发现比较脉冲式 Lifeport 与 RM3 系统并无明显差异。Lifeport 与 RM3 系统究竟谁更优,需更多研究的支持。

(王彦峰　范晓礼　钟自彪　曾宪鹏　曾承　胡晓燕　刘忠忠　叶啟发)

关键要点

1. 肾脏机械灌注可分为常温机械灌注、亚低温机械灌注与低温机械灌注,其中低温机械灌注应用最为广泛。

2. 低温机械灌注在临床肾脏移植方面相比于冷保存有一定优势,包括改善移植肾早期功能、增加可用器官数量等。

3. 低温机械灌注可作为供肾移植前质量评价方法。

4. 低温机械灌注参数包括灌注过程中的灌注方式、灌注时间、压力、流量及阻力指数。

参考文献

1. 刘永锋. 中国心脏死亡器官捐献工作指南(第 2 版)[J].实用器官移植电子杂志,2013(1):9-12.

2. St PS,Imber CJ and Friend PJ. Liver and kidney preservation by perfusion[J]. Lancet,2002,359:604-613.

3. Dove A. Nifty transport device doubles durability of donor organs[J]. Nat Med,2007,13:390.

4. Belzer FO. ,Ashby BS. ,Dunphy JE. "24-hour and 72-hour preservation of canine kidneys" [J]. Lancet,1967,2 (7515):536-538.

5. Mouzas GL. "The present status of organ preservation:a review" [J]. Postgrad Med J,1967,43(505): 712-715.

6. Reich DJ,Mulligan DC,Abt PL,et al. ASTS recommended practice guidelines for controlled donation after cardiac death organ procurement and transplantation[J]. Am J Transplant,2009,9:2004-2011.

7. Taylor MJ,Baicu SC. Current state of hypothermic machine perfusion preservation of organs:The clinical per-

spective[J]. Cryobiology,2010,60:20-35.

8. Lee CY,Jain S,Duncan HM,et al. Survival transplantation of preserved non-heart-beating donor rat livers:preservation by hypothermic machine perfusion[J]. Transplantation,2003,76:1432-1436.

9. Siedlecki A,Irish W,Brennan DC. Delayed graft function in the kidney transplant[J]. Am J Transplant,2011, 11:2279-2296.

10. Fuller BJ,Lee CY. Hypothermic perfusion preservation:the future of organ preservation revisited[J]? Cryobiology,2007,54:129-145.

11. Yuan X,Theruvath AJ,Ge X,et al. Machine perfusion or cold storage in organ transplantation:indication,mechanisms,and future perspectives[J]. Transpl Int,2010,23:561-570.

12. Chatauret N,Coudroy R,Delpech PO,et al. Mechanistic analysis of nonoxygenated hypothermic machine perfusion's protection on warm ischemic kidney uncovers greater eNOS phosphorylation and vasodilation[J]. Am J Transplant,2014,z14:2500-2514.

13. Guo X,Kassab GS. Role of shear stress on nitrite and NOS protein content in different size conduit arteries of swine[J]. Acta Physiol (Oxf),2009,197:99-106.

14. Fleming I. Molecular mechanisms underlying the activation of eNOS[J]. Pflugers Arch,2010,459:793-806.

15. Polyak MM,Arrington BO,Stubenbord WT,et al. The influence of pulsatile preservation on renal transplantation in the 1990s[J]. Transplantation,2000,69:249-258.

16. Lindell S,Nobel M,Rankin M,et al. Optimal pH for simple cold storage or machine perfusion of dog kidneys with UW solution[J]. Transpl Int,1998,11:208-211.

17. de Boer J,De Meester J,Smits JM,et al. Eurotransplant randomized multicenter kidney graft preservation study comparing HTK with UW and Euro-Collins[J]. Transpl Int,1999,12:447-453.

18. Kwiatkowski A,Wszola M,Kosieradzki M,et al. The early and long term function and survival of kidney allografts stored before transplantation by hypothermic pulsatile perfusion. A prospective randomized study[J]. Ann Transplant,2009,14:14-17.

19. Jaffers GJ,Banowsky LH. The absence of a deleterious effect of mechanical kidney preservation in the era of cyclosporine[J]. Transplantation,1989,47:734-736.

20. Halloran P,Aprile M. A randomized prospective trial of cold storage versus pulsatile perfusion for cadaver kidney preservation[J]. Transplantation,1987,43:827-832.

21. Moers C,Smits JM,Maathuis MH,et al. Machine perfusion or cold storage in deceased-donor kidney transplantation[J]. N Engl J Med,2009,360:7-19.

22. Watson CJ,Wells AC and Roberts RJ,et al. Cold machine perfusion versus static cold storage of kidneys donated after cardiac death:a UK multicenter randomized controlled trial[J]. Am J Transplant,2010,10:1991-1999.

23. Lam VW,Laurence JM and Richardson AJ,et al. Hypothermic machine perfusion in deceased donor kidney transplantation:a systematic review[J]. J Surg Res,2013,180:176-182.

24. O'Callaghan JM,Morgan RD and Knight SR,et al. Systematic review and meta-analysis of hypothermic machine perfusion versus static cold storage of kidney allografts on transplant outcomes[J]. Br J Surg,2013,100:991-1001.

25. Groen H,Moers C and Smits JM,et al. Cost-effectiveness of hypothermic machine preservation versus static cold storage in renal transplantation[J]. Am J Transplant,2012,12:1824-1830.

26. Wight J,Chilcott J and Holmes M,et al. The clinical and cost-effectiveness of pulsatile machine perfusion versus cold storage of kidneys for transplantation retrieved from heart-beating and non-heart-beating donors[J]. Health Technol Assess,2003,7:1-94.

27. Garfield SS, Poret AW, Evans RW. The cost-effectiveness of organ preservation methods in renal transplantation：US projections based on the machine preservation trial［J］. Transplant Proc, 2009, 41：3531-3536.

28. Hoyer DP, Gallinat A, Swoboda S, et al. Influence of oxygen concentration during hypothermic machine perfusion on porcine kidneys from donation after circulatory death［J］. Transplantation, 2014, 98：944-950.

29. Luer B, Koetting M, Efferz P, et al. Role of oxygen during hypothermic machine perfusion preservation of the liver［J］. Transpl Int, 2010, 23：944-950.

30. Fuller BJ, Pegg DE, The assessment of renal preservation by normothermic bloodless perfusion［J］. Cryobiology, 1976, 13：177-184.

31. Hosgood SA, Nicholson ML. First in man renal transplantation after ex vivo normothermic perfusion［J］. Transplantation, 2011, 92：735-738.

32. Nicholson ML, Hosgood SA. Renal transplantation after ex vivo normothermic perfusion：the first clinical study ［J］. Am J Transplant, 2013, 13：1246-1252.

33. Kay MD, Hosgood SA, Harper SJ, et al. Static normothermic preservation of renal allografts using a novel non-phosphate buffered preservation solution［J］. Transpl Int, 2007, 20：88-92.

34. Thiara AP, Hoel TN, Kristiansen F, et al. Evaluation of oxygenators and centrifugal pumps for long-term pediatric extracorporeal membrane oxygenation［J］. Perfusion, 2007, 22：323-326.

35. Bagul A, Hosgood SA, Kaushik M, et al. Experimental renal preservation by normothermic resuscitation perfusion with autologous blood［J］. Br J Surg, 2008, 95：111-118.

36. Wolfe RA, Ashby VB, Milford EL, Ojo AO, et al. Comparison of mortality in all patients on dialysis, patients on dialysis awaiting transplantation, and recipients of a first cadaveric transplant［J］. N Engl J Med, 1999, 341：1725-1730.

37. Taylor MJ, Baicu SC. Current state of hypothermic machine perfusion preservation of organs：The clinical perspective［J］. Cryobiology, 2010, 60(3-supp-S).

38. Schold JD, Gregg JA, Harman JS, et al. Barriers to Evaluation and Wait Listing for Kidney Transplantation［J］. Clinical Journal of the American Society of Nephrology, 2011, 6(7)：1760-1767.

39. Treckmann J, Moers C, Smits JM, et al. Machine perfusion versus cold storage for preservation of kidneys from expanded criteriadonors after brain death［J］. Transpl Int, 2011, 24(6)：548-554.

40. Gill JS, Gill J, Rose C, et al. The older living kidney donor：Part of the solution to the organ shortage［J］. Transplantation, 2006, 82(12)：1662-1666.

41. 陈正, 潘光辉, 廖德怀, 等. 老年活体亲属供肾移植的安全性分析［J］. 中华泌尿外科杂志, 2008, 29(1)：21-25.

42. Assis-Borba L, Cristelli MP, Paula MI, et al. Medina-Pestana JO Expanding the use of expanded criteria donors in kidney transplantation［J］. IntUrolNephrol, 2014, 46(8)：1663-1671.

43. Hwang JK, Park SC, Kwon KH, et al. Long-term outcomes of kidney transplantation from expanded criteria deceased donors at a single center：comparison with standard criteria deceased donors［J］. Transplant Proc, 2014, 46(2)：431-436.

44. Kostakis A, Bokos J, Stamatiades D, et al. The 10 years single center experience of using elderly donors for living related kidney transplantation［J］. Geriatr Nephrol Urol, 1997, 7(3)：127-130.

45. Sert I1, Colak H, Tugmen C, et al. The effect of cold ischemia time on delayed graft function and acute rejection in kidney transplantation［J］. Saudi J Kidney Dis Transpl, 2014, 25(5)：960-966.

46. Azancot MA, Moreso F, Salcedo M, et al. The reproducibility and predictive value on outcome of renal biopsies from expanded criteria donors［J］. Kidney Int, 2004, 85(5)：1161-1168.

47. NorbertoPerico, Dario Cattaneo, Mohamed H Sayegh, et al. Delayed graft function in kidney transplantation［J］.

Lancet,2004,364:1814-1827.

48. Hu X,Xue W,Zhang Q,et al. Effect of continuous hypothermic machine perfusion transport system on canine kidney preservation[J]. Chin Med J（Engl）,2014,127(6):1105-1109.

49. Wight JP,Chilcott JB,Holmes MW,et al. Pulsatile machine perfusion vs. Cold storage of kidney for transplantation:a rapid and systemic review[J]. Clin Transplant,2003,17(4):293-307.

50. Schold JD,Kaplan B,Howard RJ,et al. Are we frozen in time? Analysis of the utilization and efficacy of pulsatile perfusion renal transplantation[J] . Am J Transplant,2005,5(7):1681-1688.

51. Moers C,Smits JM,Maathuis MH,et al. Machine perfusion or cold storage in deceased-donor kidney transplantation[J]. N Eng J Med,2009,360:7-19.

52. Guy Al,McGrogan D,Inston N,et al. Hypothermic machine perfusion permits extended cold ischemia times with improved early graftfunction[J]. Exp Clin Transplant,2015,13(2):130-137.

53. Jiao B,Liu S,Liu H,et al. Hypothermic Machine Perfusion Reduces Delayed Graft Function and Improves One-Year Graft Survival of Kidneys from Expanded Criteria Donors:A Meta-Analysis[J]. PLOS ONE,2013,8.

54. 钟自彪,叶启发,范林,等. 应用机械灌注保存心脏死亡器官捐献供肾的效果分析[J]. 中华移植杂志,2013,7(1):5-9.

55. Matsuno N,Konno O,Mejit A,et al. Application of machine perfusion preservation as a viability test for marginal kidney graft[J]. Transplantation,2006,82(11):1425-1428.

56. Patel SK,Pankewycz OG,Nader ND,et al. Prognostic utility of hypothermic machine perfusion in deceased donor renal transplantation[J]. Transplant Proc,2012,44(7):2207-2212.

57. Jacques Pirenne,Jacqueline Smits,Diethard Monbaliu,et al. Renal resistance during machine perfusion is a risk factor for delayed graft function and poorer graft survival[J]. Ann Surg,2010,252(5):756-764.

58. Zhong Z,Hu Q,Fu Z,et al. Increased Expression of Aldehyde Dehydrogenase 2 Reduces Renal Cell Apoptosis During Ischemia/Reperfusion Injury After Hypothermic Machine Perfusion[J]. Artificial Organs,2016,40(6):596-603.

59. Zhang Y,Fu Z,Zhong Z,et al. Hypothermic Machine Perfusion Decreases Renal Cell Apoptosis During Ischemia/Reperfusion Injury via the Ezrin/AKT Pathway[J]. Artificial Organs,2016,40(2):129-135.

60. 刘忠忠,钟自彪,李明霞,等. Kruppel 样因子 2 在肝肾中的保护作用. 中华实验外科杂志,2015,32(9):2324-2326.

61. Guarrera JV,Goldstein MJ,Samstein B,et al. When good kidneys pump badly:outcomes of deceased donor renal allografts with poor pulsatile perfusion characteristics[J]. Transpl Int,2010,23(4):444-446.

62. Danielewicz R,Kwiatkowski A,Polak W,et al. An Assessment of lschemic Injury of the Kidney for Transplantation During Machine Pulsatile Preservation[J]. Transplant Proc,1997,29(8):3580-3581.

63. Patel SK,Pankewycz OG,Nader ND,et al. Prognostic utility of hypothermic machine perfusion in deceased donor renal transplantation[J]. Transplant Proc,2012,44:2207.

64. Gallinat A,Paul A,Efferz P,et al. Hypothermic reconditioning of porcine kidney grafts by short-term preimplantation machine perfusion[J]. Transplantation,2012,93:787.

65. Gallinat A,Efferz P,Paul A,et al. One or 4 h of "inhouse" reconditioning by machine perfusion after coldstorage improve reperfusion parameters in porcine kidneys[J]. Transpl Int,2014,27:1214.

66. Wight JP,Chilcott JB,Holmes MW,et al. Pulsatile machine perfusion vs. cold storage of kidneys for transplantation:a rapid and systematic review[J]. Clin Transplant,2003,17:293.

67. Treckmann J,Moers C,Smits JM,et al. Machine perfusion versus cold storage for preservation of kidneys fromexpanded criteria donors after brain death[J]. Transpl Int,2011,24:548.

68. Jochmans I,Moers C,Smits JM,et al. Machine perfusion versus cold storage for the preservation of kidneys do-

natedafter cardiac death:a multicenter randomized controlled trial[J]. Ann Surg,2010,252:756.

69. Gallinat A,Moers C,Treckmann J,et al. Machine perfusion versus cold storage for the preservation of kidneys from donors ≥65 years allocated in the Eurotransplant Senior Programme[J]. Nephrol Dial Transplant,2012, 27:4458.

70. Hosgood SA,Mohamed IH,Bagul A,et al. Hypothermic machine perfusion after static cold storagedoes not improve the preservation condition in an experimental porcine kidney model[J]. Br J Surg,2011,98:943.

71. Watson CJ,Wells AC,Roberts RJ,et al. Cold Machine Perfusion Versus Static Cold Storage of Kidneys Donated After Cardiac Death:A UK Multicenter Randomized Controlled Trial[J]. Am J Transplant,2010,10(9):1991-1999.

72. Jochmans I,Moers C,Smits JM,et al. Machine Perfusion Versus Cold Storage for the Preservation of Kidneys Donated After Cardiac Death A Multicenter, Randomized, Controlled Trial[J]. Ann Surg, 2010, 252 (5): 756-64.

73. Maathuis MH,Manekeller S,van der Plaats A,et al. Improved kidney graft function after preservation using a novel hypothermic machine perfusion device[J]. Ann Surg,2007,246(6):982-991.

74. Nicholson ML,Hosgood SA,Metcalfe MS,et al. A comparison of renal preservation by cold storage and machine perfusion using a porcine autotransplant model[J]. Transplantation,2004,78(3):333-337.

75. Treckmann J,Nagelschmidt M,Minor T,et al. Function and quality of kidneys after cold storage,machine perfusion,or retrograde oxygen persufflation:results from a porcine autotransplantation model[J]. Cryobiology, 2009,59(1):19-23.

76. Tesi RJ,Elkhammas EA,Davies EA,et al. Pulsatile kidney perfusion for evaluation of high-risk kidney donors safely expands the donor pool[J]. Clin Transplant,1994,8(2 Pt 1):134-138.

77. Light J. Viability testing in the non-heart-beating donor[J]. Transplant Proc,2000,32(1):179-181.

78. Bellingham JM,Santhanakrishnan C,Neidlinger N,et al. Donation after cardiac death:A 29-year experience [J]. Surgery,2011,150(4):692-702.

79. Metzger RA,Delmonico FL,Feng S,et al. Expanded criteria donors for kidney transplantation[J]. Am J Transplant,2003,3:114.

80. Polyak MM,Arrington BO,Stubenbord WT,et al. The influence of pulsatile preservation on renal transplantation in the 1990s[J]. Transplantation,2000,69:249.

81. Cannon RM,Brock GN,Garrison RN,et al. To Pump or Not to Pump:A Comparison of Machine Perfusion vs Cold Storage for Deceased Donor Kidney Transplantation[J]. J Am Coll Surg,2013,216(4):625-33;discussion 633-634.

82. Lam VW,Laurence JM,Richardson AJ,et al. Hypothermic machine perfusion in deceased donor kidney transplantation:a systematic review[J]. J Surg Res,2013,180(1):176-182.

83. van der Vliet JA,Kievit JK,Hene RJ,et al. Preservation of non-heart-beating donor kidneys:a clinical prospective randomised case-controlstudy of machine perfusion versus cold storage[J]. Transplant Proc,2001,33:847.

84. Plata-Munoz JJ,Muthusamy A,Quiroga I,et al. Impact of pulsatile perfusion on postoperative outcome of kidneys from controlled donors after cardiac death[J]. Transpl Int,2008,21:899.

85. Moustafellos P,Hadjianastassiou V,Roy D,et al. The influence of pulsatile preservation in kidney transplantation from non-heart-beating donors[J]. Transplant Proc,2007,39:1323.

86. St Peter SD,Imber CJ,Friend PJ. Liver and kidney preservation by perfusion[J]. Lancet,2002,359:604.

87. Sonnenday CJ,Cooper M,Kraus E,et al. The hazards of basing acceptance of cadaveric renal allografts on pulsatile perfusion parameters alone[J]. Transplantation,2003,75(12):2029-2033.

88. Mozes MF,Skolek RB,Korf BC. Use of perfusion parameters in predicting outcomes of machine-preserved kid-

neys[J]. Transplant Proc,2005,37(1):350-351.

89. Kosieradzki M,Danielewicz R,Kwiatkowski A,et al. Early function of kidneys stored by continuous hypothermic pulsatile perfusion can be predicted usinga new 'viability index' [J]. Transplant Proc,2002,34:541-543.

90. Rolles K,Foreman J,Pegg DE. A pilot clinical study of retrograde oxygen persufflation in renal preservation [J]. Transplantation,1989,48:339-342.

91. Doorschodt BM,Schreinemachers MC,Behbahani M,et al. Hypothermic Machine Perfusion of Kidney Grafts:Which Pressure is Preferred[J]? Ann Biomed Eng,2011,39(3):1051-1059.

92. Schreinemachers MC,Doorschodt BM,Florquin S,et al. Pulsatile perfusion preservation of warm ischaemia-damaged experimental kidney grafts[J]. Br J Surg,2010,97(3):349-358.

93. Maathuis MH,Manekeller S,van der Plaats A,et al. Improved Kidney Graft Function After Preservation Using a Novel Hypothermic Machine Perfusion Device[J]. Ann Surg,2007,246(6):982-988;discussion 989-991.

94. Zhong Z,Hu Q,Fu Z,et al. Increased Expression of Aldehyde Dehydrogenase 2 Reduces Renal Cell Apoptosis During Ischemia/Reperfusion Injury After Hypothermic Machine Perfusion[J]. Artif Organs,2015 Nov 19.·

95. Tolstykh GP,Gelineau JF,Maier LM,et al. Preservation technology:Improved viability and function of rodent and canine kidneys[J]. Ann Transplant,2010,15(3):35-43.

96. Tolstykh GP,Gelineau JF,Bunegin L,et al. Perfusion preservation of rodent kidneys in a portable preservation device based on fluidics technology[J]. Transplantation,2002,73(9):1508-1510.

97. Stephen O'Neill KG,Jeremy Hughes,Stephen J Wigmore,et al. Challenges in early clinical drugdevelopment for ischemia-reperfusion injury in kidney transplantation [J]. Expert Opin Drug Discov, 2015, 10(7):7537-7562.

98. Minor T,Paul A,Efferz P,et al. Kidney transplantation after oxygenated machine perfusion preservation with Custodiol-N solution[J]. Transplant international,2015,28(9):1102-1108.

99. Hosgood SA,Nicholson ML. The first clinical case of intermediate ex vivo normothermic perfusion in renal transplantation[J]. American journal of transplantation,2014,14(7):1690-1692.

100. 刘忠忠,钟自彪,李明霞,等. Kruppel 样因子 2 在肝肾中的保护作用[J]. 中华实验外科杂志,2015,32(9):2324-2326.

101. Kwiatkowski A,Wszola M,Kosieradzki M,et al. Machine perfusion preservation improves renal allograft survival[J]. Am J Transplant,2007,7(8):1942-1947.

102. Moers C,Smits JM,Maathuis MH,et al. Machine perfusion or cold storage in deceased-donor kidney transplantation[J]. N Engl J Med,2009,360(1):7-19.

103. Treckmann J,Moers C,Smits JM,et al. Machine perfusion versus cold storage for preservation of kidneys from expanded criteria donors after brain death[J]. Transplant Int,2011,24(6):548-554.

104. Moers C,Pirenne J,Paul A,et al. Machine perfusion or cold storage in deceased-donor kidney transplantation [J]. N Engl J Med,2012,366(8):770-771.

105. Paul E. Morrissey APM. Donation After Circulatory Death:Current Practices,Ongoing Challenges,and Potential[J]. Transplantation,2014,97(3):258-264.

106. Vogel T,Brockmann JG,Coussios C,et al. The role of normothermic extracorporeal perfusion in minimizing ischemia reperfusion injury[J]. Transplantation reviews,2012,26(2):156-162.

107. van Smaalen TC,Hoogland ER,van Heurn LW. Machine perfusion viability testing[J]. Current opinion in organ transplantation,2013,18(2):168-173.

108. Moers C,Varnav OC,van Heurn E,et al. The value of machine perfusion perfusate biomarkers for predicting kidney transplant outcome[J]. Transplantation,2010,90(9):966-973.

109. Siedlecki A,Irish W,Brennan DC. Delayed graft function in the kidney transplant[J]. Am J Transplant,2011,

11(11):2279-2296.

110. Parikh CR, Hall IE, Bhangoo RS, et al. Associations of perfusate biomarkers and pump parameters with delayed graft function and deceased-donor kidney allograft function[J]. Am J Transplant, 2016, 16(5): 1526-1539.

111. Nagelschmidt M, Minor T, Gallinat A, et al. Lipid peroxidation products in machine perfusion of older donor kidneys[J]. The Journal of surgical research, 2013, 180(2):337-342.

112. Bhangoo RS, Hall IE, Reese PP, et al. Deceased-donor kidney perfusate and urine biomarkers for kidney allograft outcomes: a systematic review[J]. Nephrol Dial Transplant, 2012, 27(8):3305-3314.

113. Johnson RW, Anderson M, Taylor RM, et al. Significance of perfusate lactic acidosis in cadaveric renal transplantation[J]. British medical journal, 1973, 1(5850):391-395.

114. Jochmans I, Monbaliu D, Pirenne J. Neutrophil Gelatinase-Associated Lipocalin, a New Biomarker Candidate in Perfusate of Machine-Perfused Kidneys: A Porcine Pilot Experiment[J]. Transplantation Proceedings, 2011, 43(9):3486-3489.

115. Jochmans I, Pirenne J. Graft quality assessment in kidney transplantation: not an exact science yet[J]! Current opinion in organ transplantation, 2011, 16:174-179.

116. Hoogland ER, de Vries EE, Christiaans MH, et al. The Value of Machine Perfusion Biomarker Concentration in DCD Kidney Transplantations[J]. Transplantation, 2013, 95(4):603-610.

117. Coca SG, Yalavarthy R, Concato J, et al. Biomarkers for the diagnosis and risk stratification of acute kidney injury: a systematic review[J]. Kidney Int, 2008, 73(9):1008-1016.

118. de Vries B, Snoeijs MGJ, von Bonsdorff L, et al. Redox-active iron released during machine perfusion predicts viability of ischemically injured deceased donor kidneys[J]. Am J Transplant, 2006, 6(11):2686-2693.

119. Snoeijs MG, Pulinx B, van Dieijen-Visser MP, et al. Characterization of the perfusate proteome of human donor kidneys[J]. Ann Clin Biochem, 2013, 50(Pt 2):140-146.

120. 王忍, 彭贵主. 低温机械灌注在边缘供肾保存中的优势及其机制的研究[D]. 南昌大学, 2014.

121. Wasung ME, Chawla LS, Madero M. Biomarkers of renal function, which and when[J]? Clin Chim Acta, 2015, 438:350-357.

122. De Deken J, Kocabayoglu P, Moers C. Hypothermic machine perfusion in kidney transplantation[J]. Current opinion in organ transplantation, 2016, 21(3):294-300.

123. Hall IE, Bhangoo RS, Reese PP, et al. Glutathione S-transferase iso-enzymes in perfusate from pumped kidneys are associated with delayed graft function[J]. Am J Transplant, 2014, 14(4):886-896.

124. Siedlecki A, Irish W, Brennan DC. Delayed graft function in the kidney transplant[J]. Am J Transplant, 2011, 11(11):2279-2296.

125. Bon D, Billault C, Thuillier R, et al. Analysis of perfusates during hypothermic machine perfusion by NMR spectroscopy: a potential tool for predicting kidney graft outcome[J]. Transplantation, 2014, 97(8):810-816.

126. Belzer FO, Ashby BS, Dunphy JE. 24-hour and 72-hour preservation of canine kidneys[J]. Lancet, 1967; 2: 536-538.

127. Belzer FO, Ashby BS, Gulyassy PF, et al. Successful seventeen-hour preservation and transplantation of human-cadaver kidney[J]. N Engl J Med, 1968, 278:608-610.

128. Belzer FO, Hoffman R, Huang J, et al. Endothelial damage in perfused dog kidney and cold sensitivity of vascular Na-K-ATPase[J]. Cryobiology. 1972, 9:457-460.

129. Pegg DE, Green CJ. Renal preservation by hypothermic perfusion using a defined perfusion fluid[J]. Cryobiology, 1972 Oct; 9(5):420-428.

130. Pegg DE, Fuller BJ, Foreman J, et al. The choice of plastic tubing for organ perfusion experiments[J]. Cryobi-

ology,1972,9(6):569-571.

131. Clark EA,Terasaki PI,Opelz G,et al. Cadaver-kidney transplant failures at one month[J]. N Engl J Med, 1974,291:1099-1102.

132. Opelz G,Terasaki PI. Kidney preservation:perfusion versus cold storage-1975[J]. Transplant Proc,1976,8: 121-125.

133. Opelz G,Terasaki PI. Advantage of cold storage over machine perfusion for preservation of cadaver kidneys [J]. Transplantation,1982,33:64-68.

134. van der Vliet JA,Vroemen JP,Cohen B,et al. Preservation of cadaveric kidneys. Cold storage or machine perfusion[J]? Arch Surg,1983,118:1166-1168.

135. Collins GM,Bravo-Shugarman M,Terasaki PI. Kidney preservation for transportation. Initial perfusion and 30 hours'ice storage[J]. Lancet,1969,2:1219-1222.

136. Ploeg RJ,Goossens D,Vreugdenhil P,et al. Successful 72-hour cold storage kidney preservation with UW solution[J]. Transplant Proc,1988,20:935-938.

137. Isemer FE,Ludwig A,Schunck O,et al. Kidney procurement with the HTK solution of Bretschneider[J]. Transplant Proc,1988,20:885-886.

138. Tesi RJ,Elkhammas EA,Davies EA,et al. Pulsatile kidney perfusion for preservation and evaluation:use of high-risk kidney donors to expand the donor pool[J]. Transplant Proc,1993,25:3099-3100.

139. Light JA,Gage F,Kowalski AE,et al. Immediate function and cost comparison between static and pulsatile preservation in kidney recipients[J]. Clin Transplant,1996,10:233-236.

140. Wszola M,Kwiatkowski A,Diuwe P,et al. One-year results of a prospective,randomized trial comparing two machine perfusion devices used for kidney preservation[J]. Transpl Int,2013;26:1088-1096.

141. Lindell S L,Heather M,John B,et al. Hypothermic Machine Perfusion Preservation of the DCD Kidney:Machine Effects[J]. Journal of Transplantation,2013,2013:1-7.

第六章

机械灌注在供心保护中的应用

在终末期心脏疾病的治疗中,心脏移植相对于其他治疗手段疗效最优,是终末期心脏病的首选治疗方案。自从南非医生 Barnard 于 1967 年在开普敦成功进行了第一例人类同种异体原位心脏移植手术以来,心脏移植历经了 50 多年的发展。新型免疫抑制剂的发现和应用,以及相关医学学科的进展已经使心脏移植成为挽救终末期心脏衰竭患者的常规治疗方法之一。但近二十年心脏移植却进入了一个增长平台期,限制其发展的最大问题是严重的供心短缺,每年约有 17% 的终末期心脏病患者在等待心脏移植的过程中丧失生命。虽然药物治疗及心室辅助装置能一定程度上缓解心脏移植供体短缺的压力,但这两种终末期心脏病的治疗方法效果并不理想,一年生存率仅为 25% 和 52%,两年生存率更低,仅为 8% 和 25%。因此,供心短缺是限制心脏移植发展和治疗终末期心脏疾病的重要瓶颈。

供心短缺的原因主要有:①符合当今临床心脏移植标准的供体数量有限。②现今临床最常用的低温(0~4℃)心脏保存的安全时间有限,只有 4~6 小时。

多年来,心脏移植过程中心脏供体的选择一直遵循 Copeland 等人制定的标准,即通常我们所说的"传统标准",即最佳供心应来源于脑死亡心不停跳供体。但是在过去二十年间,需要心脏移植的病人逐年增加,而按照"传统标准"选择的符合临床移植标准的供体数量有限,从而造成每年有大量病人因缺乏供心而死亡。针对当今临床上符合心脏移植标准的供体数量有限这一问题,首要的解决措施是适当放宽心脏移植供体的选择标准,即利用"边缘供体"。所谓"边缘供体"主要包括以下几种:供-受体体重偏差超过 20%、年龄大于 55 岁的、乙肝携带者、有轻度冠脉或瓣膜病变和脑死亡心停跳者。但是目前条件下边缘供体的利用仍是心脏移植较差预后的风险因素。

限制心脏移植发展的另一重要问题是供心的安全保存时限问题。供心保护质量是心脏移植后影响近期成功率和远期存活率的重要因素。当今临床普遍采用的供心保存方法为静态冷保存(0~4℃),此方法利用低温降低细胞内的酶活性,减慢细胞内代谢的反应速度从而降低供心的能量消耗,减轻乏氧状态对供心的损伤。但是,静态冷保存有其自身的缺点,可导致:①能量物质缺乏;②细胞内酸中毒;③钙超载;④冠状血管内皮细胞损伤等;⑤不能对心脏功能进行评估国际公认的静态冷保存供心的安全时限只有 4~6 小时。延长供心的安全保存时限不仅能使远距离运送供心成为可能,提高供心的利用率,还能给供体交叉配型提供充足的时间,减少移植后排斥反应的发生,此外还能使心脏移植更加灵活和机动。

近年来为提高供心的保护效果,尝试由单纯晶体灌注冷保存和含氧血间断灌注冷保存向浅低温停跳含氧连续灌注和常温不停跳含氧血连续灌注发展,在减少供心冷缺血时间的同时,为心肌代谢提供能量底物,清除代谢产物,降低或避免缺血再灌注损伤的发生。而且在氧合血灌注下不停跳获取、保存、移植可以使供心在避免缺血再灌注损伤、降温和复温以及高钾对心功能的影响等方面受益。常温离体心脏灌注是一种最接近生理状态的保存方法,能够维持心脏的正常有氧新陈代谢,很有可能在提高供心保护质量,延长供心保存时间方面具有较大的优势,并且离体心脏灌注使得心脏保持在跳动状态,能够对心脏功能进行评估,因此具有良好的发展潜力。

传统的低温(0~4℃)心脏停搏下的心肌保护中,心肌处于持续的低水平无氧代谢状态并且会诱导心肌基因表达,此外缺血再灌注损伤也是影响移植心脏功能的重要因素。因此,心脏移植供心保护方法正逐渐从停跳冷保存的非生理状态向不停跳常温的正常生理状态转变,以期延长供心保存时间,改善供心的保存质量。1897 年 Oscar Langendorff 提出了通过主动脉倒灌的离体心脏灌注方法,由于灌注液压的作用,动脉瓣关闭,灌注液顺势流入冠状动脉,从而维持心脏新陈代谢,此灌注方法是一种非工作模式灌注,心脏内部为空(非加载状态)。1967 年,Neely 首次提出了工作模式的离体心脏灌注方法:通过左心房插管泵入灌注液,经左心室从主动脉引出。由于主动脉远心端的顺应器可模拟类似于人体主动脉扩张的生理现象从而形成主动脉根部的压力,最终使灌注液进入冠状动脉营养心肌。工作状态下的心室内部为加载状态,因此可以对心脏的功能进行评估。1998 年由 Hassanein 等摆脱降低能量代谢的低温(0~4℃)理论,而采用机械灌注仿在体生理状态保存供心并付诸实施,用去除白细胞和血小板的血液给心脏提供能量物质,排除代谢废物并及时调整异常指标,并且根据需要在灌注液中添加相应的成分,使离体心脏在最适合的生理环境下获得更好的心肌保护效果。目前,已经投入临床试验的常温离体灌注系统有器官保护系统(the organ care system,OCS,图 6-1)和 LifeCradle 器官转运系统(图 6-2)。两者目前在美国和欧洲已进行 Ⅱ 期临床试验,OCS 采用 Langendorff 灌注技术,心脏处于非工作状态,具体的工作模式是:在获取供体心脏前使供体全身肝素化,并收集 1.2~1.5L 供体血液,所收集的供体血液将进行白细胞过滤,以便用于后续的常温灌注。待供心获取后,分别将主动脉及肺动脉主干与相应管路进行连接,使供心在运输途中在无菌环境内如在体工作一样,从而延长心脏体外存活时间,最长可达 12 小时。该系统有助于提高供心利用率,延长离体供心保存时限。此外还可以进行冠状动脉造影,允许医师观察供心跳动状态,更好评估供心功能,帮助鉴别是否可以用于移植。目前已有近 150 余例患者接受了应用该系统保存的供心。常温不停跳机械灌注系统虽然昂贵,但在循环死亡供心移植中具有较大优势,Kumud Dhital 等在 Lancet 杂志报道成功将 3 名循环死亡的供心通过 Organ Care System 成功移植到受体上,1 周后移植心功能良好。

下面以心脏 OCS 为例简述 Langendorff 灌注工作流程。OCS 是由一个含可变动的器官特异性灌注模块与集成的无线控制器组成。

1. 供心获取　在决定接受供心时,器官获取团队会进行详细的器官评估,包括经食管心超,肺动脉导管检测心排血量,直接评估冠脉和测量左右房压力。如有必要,捐赠者会被输注红细胞,使血红蛋白到达 10g/dl,紧接着,在主动脉阻断前,右心耳插入 34F 静脉插管,因此允许近 1.5L 的血液收集到 OCS 装置。普通肝素 10 000IU 加入到收集的血袋中以达到标准的捐赠者肝素化水平(300IU/kg)。4℃ HTK 停跳液(800~1 000ml 根据体重调整)灌注使心脏停跳,且保护供心以对抗其连接到 OCS 前的缺血损伤。

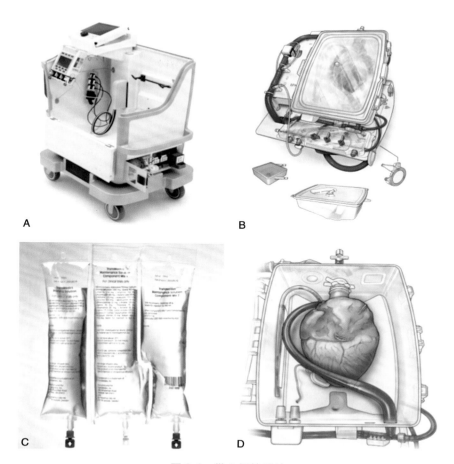

图 6-1　供心保护系统

供心保护系统由一个便携式的带有心脏的操控台(A),心脏灌注装置(B)和心脏灌注液装置(C)组成;这一系统的设计是为了离体心脏保持有含氧,浓缩营养物质的供体温血液灌注(D);供心跳动,并且代谢活跃。这一装置已由美国 Transmedics 研制成功

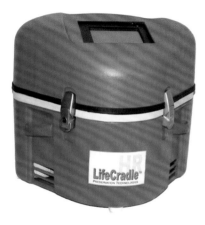

图 6-2　LifeCradle 器官转运系统

2. 管道连接　通过使用专用工具将供心连接到 OCS 上。由 4 根 2-0 含双垫片的缝线(Ethicon,Inc,Somer-ville,NJ)呈 90°角分别缝合在已切断的升主动脉上,然后 1 根灌注导管(共 4 种型号,19.1~31.8mm)插入到升主动脉上。一根尼龙线保护主动脉的尖端。肺动脉腔内插入 30F 号导管,使用 3-0 聚丙烯线缝合。然后肺动脉插管回缩以防止影响肺动脉瓣运动,并严密固定导管。上、下腔静脉采用 4-0 聚丙烯线缝闭。将心脏放置入灌注模具使其背面向上,左房和主动脉朝向心室的顶部。

3. 机械灌注　OCS 监视器可实时监测例如主动脉压,冠脉流量和心率等数据。心脏在静息状态下开始灌注(图6-3)。含氧温血被泵入主动脉,继而灌注到冠状动脉,缺氧血随之通过冠状静脉窦流入右房,再通过三尖瓣进入右心室。右心室的血被射到肺动脉到达氧合器,然后返回到血池中。

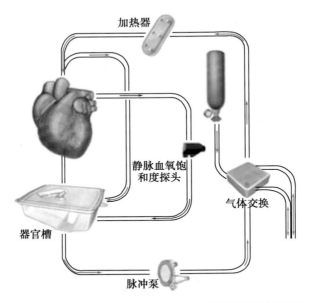

图 6-3　器官保护系统支持装置(OCS)简化图(静息状态)

　　起始灌注泵流量 900~1 200ml/min,冠脉灌注流量目标是 750~850ml/min。当复温到34℃时心脏仍未开始自发跳动,手动心脏按摩需立刻开始以防止心脏膨胀。若心脏仍不跳动或不是窦性心律,予以 5~10J 能量除颤,如有必要可每次增加 5J,直至恢复正常心律。一个通气孔通过左房、二尖瓣为左室减压。每 30 分钟通过 CG4 盒采集动静脉血在便携式分析仪上监测血气。每 60 分钟通过 CG8 盒分析电解质水平。OCS 系统主要通过检测心脏对乳酸的消耗评价心脏的功能,从 PROCEED Ⅱ 试验数据可知,器官可接受的标准包括静脉血乳酸水平低于动脉值,随着时间延长乳酸值呈下降或稳定趋势,且在 OCS 支持结束时乳酸水平低于 5mmol/L,可以观察到稳定的灌注过程和全程良好的收缩力。乳酸消耗是评估心脏功能的一个重要指标,但是心室收缩功能参数能更好地预测移植后心脏的功能。

　　4. 移植前准备　准备移植前,主动脉根部灌注 1 000ml 冷的 HTK 停跳液,从 OCS 检测器上显示的平均主动脉灌注压控制在 40mmHg。供心总冷缺血时间为从供体主动脉阻断到连接到 OCS 上的时间,加上 OCS 装置中冷停跳液灌注到供体移植到受体之后主动脉开放时的时间之和。

　　2015 年,Abbas Ardehali 将一项关于器官呵护系统保存供心的多中心随机对照临床研究结果发表于医学杂志 Lancet,该研究共纳入 2010 年 6 月~2013 年 9 月的 130 例心脏移植患者,结果发现接受多器官呵护系统保存的供心在延长近 2 小时的离体时间的前提下,与接受冷保存的供心相比,短期各项临床结果均无显著性差异。由此看来,常温不停跳灌注的供心保存技术的远期效果还需进一步观察和研究。

　　近几年,离体心脏灌注研究逐渐转移到可以进行心脏功能评估的“工作模式”灌注。包括左右心室加载状态下的离体灌注。虽然大部分研究仍处于大型动物阶段,但是结果表明这种最接近生理方法非常有前途:在工作模式灌注下可以完成左心室功能评估,用于预测移植后心脏功能。

此外,2019 年,Weitao Qu 等发表在 *Transplantation* 的研究中,通过将大鼠心脏保存在稳定的-8℃过冷状态。过冷保存 144 小时后成功地实现了心脏移植,过冷保存 96 小时后可以长期存活,大大延长了心脏保存时间,是一种很有前途的器官保存技术。

目前常规低温(0~4℃)保存仍是心脏移植供心保存的主流方法,低温灌注在临床试验中没有表现出明显的优势,OCS 常温不停跳灌注保存在临床试验的近期临床效果与低温冷保存(0~4℃)相比具有相似的短期结果,远期效果还需要进一步的试验和数据支持,而超低温保存是一种富有潜力的器官保存方法,有待进一步研究。

(赵海格　徐鸿飞　辛立明　倪一鸣)

关 键 要 点

1. 常规低温(0~4℃)保存仍是目前心脏移植供心保存的主流方法。

2. 微流量持续灌注供心在临床试验中没有表现出明显的优势。

3. 常温不停跳机械灌注系统理论上有助于提高供心利用率,延长离体供心保持时限,动态评估供心功能,因此在循环死亡供心移植中具有较大优势。

4. 常温不停跳灌注保存在临床试验的近期临床效果与低温冷保存(0~4℃)相比并没有优势,远期效果还需要进一步的试验和数据支持。

5. 超低温心脏保存在大鼠心脏保存中展现了在拓展保存时限中的独特潜力,亟待拓展研究。

参 考 文 献

1. Ardehali A,Esmailian F,Deng M,et al. Ex-vivo perfusion of donor hearts for human heart transplantation (PROCEED II):a prospective,open-label,multicentre,randomised non-inferiority trial[J]. Lancet,2015,385(9987):2577-2584.

2. Cooper DK,Ayares D. The immense potential of xenotransplantation in surgery[J]. International journal of surgery,2011,9(2):122-129.

3. Freed DH,White CW. Donor heart preservation:straight up,or on the rocks[J]? Lancet,2015,385(9987):2552-2554.

4. Ghodsizad A,Bordel V,Ungerer M,et al. Ex vivo coronary angiography of a donor heart in the organ care system[J]. The heart surgery forum,2012,15(3):E161-163.

5. Jayarajan SN,Taghavi S,Komaroff E,et al. Impact of low donor to recipient weight ratios on cardiac transplantation[J]. The Journal of thoracic and cardiovascular surgery,2013,146(6):1538-1543.

6. Messer S,Ardehali A,Tsui S. Normothermic donor heart perfusion:current clinical experience and the future,Transplant international[J]. official journal of the European Society for Organ Transplantation,2015,28(6):634-642.

7. Minasian SM,Galagudza MM,Dmitriev YV,et al. Preservation of the donor heart:from basic science to clinical studies[J]. Interactive cardiovascular and thoracic surgery,2015,20(4):510-519.

8. Peltz M,Cobert ML,Rosenbaum DH,et al. Myocardial perfusion characteristics during machine perfusion for

heart transplantation[J]. Surgery,2008,144(2):225-232.

9. Segovia J,Cosio MD,Barcelo JM,et al. RADIAL:a novel primary graft failure risk score in heart transplantation [J]. The Journal of heart and lung transplantation:the official publication of the International Society for Heart Transplantation,2011,30(6):644-651.

10. Sher IMM,Ali Rizvi HM,Raza Baig MA,et al. Myocardial Protection with multiport antegrade cold blood cardioplegia and continuous controlled warm shot through vein grafts during proximal ends anastomosis in conventional coronary artery bypass graft[J]. JPMA The Journal of the Pakistan Medical Association,2016,66(1):53-58.

11. Southerland KW,Castleberry AW,Williams JB,et al. Impact of donor cardiac arrest on heart transplantation [J]. Surgery,2013,154(2):312-319.

12. Stamp NL,Shah A,Vincent V,et al. Successful Heart Transplant after Ten Hours Out-of-body Time using the TransMedics Organ Care System[J]. Heart,lung & circulation,2015,24(6):611-613.

13. Thekkudan J,Rogers CA,Thomas HL,et al. Steering Group UKCTA,Trends in adult heart transplantation:a national survey from the United Kingdom Cardiothoracic Transplant Audit 1995-2007[R]. European journal of cardio-thoracic surgery:official journal of the European Association for Cardio-thoracic Surgery,2010,37(1):80-86.

14. Uriel N,Jorde UP,Woo Pak S,et al. Impact of long term left ventricular assist device therapy on donor allocation in cardiac transplantation[J]. The Journal of heart and lung transplantation:the official publication of the International Society for Heart Transplantation,2013,32(2):188-195.

15. Van Raemdonck D,Neyrinck A,Rega F,et al. Machine perfusion in organ transplantation:a tool for ex-vivo graft conditioning with mesenchymal stem cells? [J]. Current opinion in organ transplantation,2013,18(1):24-33.

16. White CW,Ali A,Hasanally D,et al. A cardioprotective preservation strategy employing ex vivo heart perfusion facilitates successful transplant of donor hearts after cardiocirculatory death[J]. The Journal of heart and lung transplantation:the official publication of the International Society for Heart Transplantation,2013,32(7):734-743.

17. Witteles RM,Bosch X. Myocardial Protection During Cardiotoxic Chemotherapy[J]. Circulation,2015,132(19):1835-1845.

18. Yusen RD,Edwards LB,Kucheryavaya AY,et al. The Registry of the International Society for Heart and Lung Transplantation:Thirty-second Official Adult Lung and Heart-Lung Transplantation Report--2015;Focus Theme:Early Graft Failure[J]. The Journal of heart and lung transplantation:the official publication of the International Society for Heart Transplantation,2015,34(10):1264-1277.

19. MichelSG,LaMuraglia,GM Madariaga ML,et al. Preservation of donor hearts using hypothermic oxygenated perfusion[J]. Ann Transplant,2014,20(19):409-416.

20. White C W,Ambrose E,Alison Müller,,et al. Assessment of donor heart viability during ex vivo heart perfusion 1[J]. Canadian Journal of Physiology and Pharmacology,2015,93(10):893-901.

21. Ozeki T,Kwon M H,Gu J,et al. Heart Preservation Using Continuous Ex Vivo Perfusion Improves Viability and Functional Recovery[J]. Circulation Journal,2007,71(1):153-159.

第七章

机械灌注在供肺保护中的应用

自 1983 年加拿大多伦多综合医院 Cooper 领导的团队,成功完成了世界首例人类肺移植手术后,肺移植作为治疗终末期肺部疾病的唯一有效手段得到了长足的发展。随着肺移植技术的快速发展,肺移植量不断增加。据统计,2011 年全世界肺移植总量为 3 519 例,而十年前全世界肺移植总量为 1 712 例。但是供肺数量不足一直是肺移植手术的主要限制因素。近年来,随着肺移植需求日益增加,越来越多的边缘供肺被应用于临床,然而供受体需求失衡的问题依然存在。造成供肺短缺的原因除了有器官捐献者不足,还有供肺利用率低下。供肺的获取和保存直接影响供肺的质量,关系着移植成败,多种因素导致供肺利用率仅约为供肺的 15%~20%。这与供肺易受到潜在并发症的影响有关,并发症包括供体脑死亡前后的胸部损伤、误吸、呼吸机相关肺损伤、肺炎和神经源性肺水肿等。此外,部分研究表明使用边缘供肺可增加术后原发性肺失功的发生率。早期的肺损伤可导致慢性移植肺失功。在保存方面,常规供肺保存技术为静态冷保存。冷保存技术显著降低了细胞的新陈代谢,目前尚不能实时修复及评估供肺。与冷保存技术不同,离体肺灌注(ex-vivo lung perfusion,EVLP)在体外模拟体内环境,保持肺的正常生理代谢,延长保存时间和提高保存质量,同时也为评估供肺质量,修复受损供肺提供了一个很好的平台缓解了供肺短缺。

一、供肺静态冷保存技术

冷灌洗和静态冷保存是成熟的传统器官保存技术,应用广泛,是临床实践中供肺保存的公认标准。但该项技术主要适用于保存原始质量高的供肺。充分的肺保护液灌注可最大限度地保护供肺。肺动脉顺行灌注加肺静脉逆行灌注方便可行,肺动脉的灌注压力为 10~15mmHg,灌注量为 60ml/kg,若肺静脉逆行灌注,每根肺静脉灌注量 250ml,灌注液温度 4~8℃,6 小时后予以再次灌注。灌注时予以呼吸机供肺通气,$FiO_2$50%,PEEP 5cmH_2O,压力<20cmH_2O,潮气量 10ml/kg,供肺离体保存时需维持约 50%的肺充气膨胀状态。

多种灌洗、保存液获得了较满意的效果,可分为细胞内液(如 Euro-Collins、University of Wisconsin)和细胞外液(R-LPD 液、Perfadex 液、Celsior 液、EP-TU 液等)。相比细胞内液,细胞外液中低钾浓度避免了肺动脉收缩,延长冷缺血时间,有更佳的 PO_2/FiO_2 值、更短的机械通气时间及术后 ICU 入住时间,故目前首选细胞外液作为保存液,其中最常用的为 Perfadex 液。

静态冷保存技术所采用的低温降低保存过程中细胞代谢活力,导致在此过程中无法修复及评估供肺。供肺冷缺血时间影响预后,其可以延长到 10 小时甚至更久,但是目前仍认为较为理想的冷缺血时间<6 小时。

二、供肺低温机械灌注

肺 HMP 目前尚未在临床应用,目前仅有实验性 HMP 的报道,Nakajima 等人报道了大鼠肺灌注 1 小时后较 SCS,缺血再灌注损伤(IRI)增加。基于犬肺的 HMP 报道显示肺功能恶化和肺水肿。低温下高血管阻力和低肺顺应性可能是低温肺灌注的技术障碍。

三、离体肺脏灌注的产生

20 世纪 30 年代,Carrel 和 Lindbergh 首次提出了离体器官常温灌注技术。继这一先驱性工作之后,实验性离体器官灌注系统得到发展,并成为生理学研究的关键性工具。在心肺联合移植的早期,常温离体器官灌注技术曾被作为保存手段进行研究,随后因技术的复杂性而被放弃应用于临床。近 10 余年来,因评估边缘供肺的需要,EVLP 技术再次获得关注。20 世纪 90 年代中期,Steen 等应用 EVLP 技术对心循环死亡供体供肺移植前评估,2000 年成功将心脏骤停后热缺血时间达 65 分钟的供肺连接到离体灌注设备,对肺的功能进行评估,数据显示肺的功能良好,随后将供肺移植到一例 54 岁女性 COPD 患者体内。在随访的 5 个月内移植肺功能良好。2005 年 Steen 团队应用 EVLP 技术将一例被所有北欧移植中心拒绝使用的供肺成功移植到一例 70 岁男性 COPD 患者体内。这些早期研究奠定了 EVLP 应用于临床的基础。2009 年 Cypel 等人在 Steen 等人的基础上进行了改良提出了 Toronto 标准,延长了供肺的体外灌注时间,实现了对供肺进行评估的同时对其损伤进行修复和治疗。

离体肺灌注主要有三种标准操作流程:多伦多标准,Lund 标准,以及 OCS 标准,其中以多伦多标准应用最为广泛。基于这些标准已经开始应用的 EVLP 设备主要有:Organ Care System Lung,XVIVO Perfusion AB,Lung Assist 以及 Vivoline® LS1。

四、离体肺脏灌注适应证

EVLP 适用于供肺的离体保存,尤其是边缘供肺的保存修复及评估。在肺移植前需要对供体进行评估,供体评估主要包括:年龄,胸部影像,动脉血气分析,支气管镜检查,病原学,及供肺获取过程中的直视检查。满足以下因素之一定义为边缘性供肺:

1. 供肺的最佳 PaO_2/FiO_2<300mmHg。
2. X 线检查提示肺水肿表现。
3. 取肺过程中检查供肺顺应性差。
4. 心脏死亡供体(Maastricht 分类Ⅲ级及Ⅳ级)。
5. 高危病史,如输血>10 个单位、可疑误吸史等。

对于边缘供肺,利用 EVLP 修复、评估高危供肺 4~6 小时后,PaO_2/FiO_2>400mmHg,肺动脉压、气道压、肺顺应性稳定或改善的供肺可考虑用于移植。转流过程中,肺动脉压、气道压、肺顺应性恶化超过 15%,放弃使用供肺。

五、离体肺脏灌注过程

EVLP 系统主要由以下部件构成:在灌注期间为供肺提供保护的保护罩,驱动灌注液运转的血泵,灌注液,灌注液存储器和管道,允许氧气和二氧化碳进行气体交换的氧合器,用于温度控制的热交换器,以及可持续去除白细胞的白细胞滤过器,接头等。

下面以多伦多标准为例,详细说明离体肺灌注过程。

体外循环设备构成如图 7-1 所示。灌注前,系统加入 2L Steen 灌注液,该灌注液为高胶体渗透压的无细胞灌洗液。同时加入 500mg 的 methylprednisolone,3 000IU 的普通肝素和抗生素。

供肺预处理:获取供肺后,经低温保存运送至移植中心,然后对供肺进行修剪和缝合:首先将左心房肌袖修剪整齐并用 4-0 尼龙线缝合连接插管,然后将肺动脉与插管进行连接,将气管在隆突处嵌夹,切开缝合器缝合口插入普通器官内插管,用双股粗线捆扎固定。连接完成后用 1L Perfadex 对供肺进行逆行灌注。最后按照图 7-1 所示将供肺与离体灌注系统连接。在获取供肺时,要尽量保证足够长的左心房、肺动脉袖和气管,以便于插管连接。

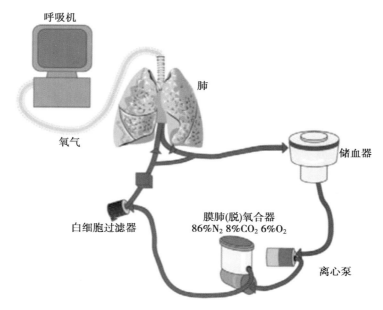

图 7-1　多伦多 ex vivo 离体肺灌注系统基本组成

EVLP 灌注方法:首先将(左心房)LA 连接到灌注系统,用低流量进行倒灌排除空气,灌注管路排气后通过肺动脉插管进行顺行灌注,左心房插管在开始关注后充气排气然后连接于管路上。松开流出管路管道钳,开始 EVLP。对供肺采用 Steen 灌注液进行灌注时,目标灌注量是供体心排血量的 40%。首先使用目标灌注量的 10% 在室温下进行灌注,10 分钟后将变温器温度设置为 30℃流量为目标灌注量的 20%,20 分钟后温度设置为 37℃流量为目标灌注量的 30%,第 30 分钟,40 分钟,50 分钟流量分别为目标灌注量的 50%,80%,100%。当供肺温度达到 32℃ 时,开始肺通气 [7 次/min,潮气量 7ml/kg,呼气末正压通气(PEEP)5cmH_2O,FiO_2 = 1.0]。氧合器中通入 86% 氮气、8% 二氧化碳,6% 氧气组成的混合气体使灌注液脱氧,流量为 1L/min,通过(脱)氧合器后的 PCO_2 控制在 35~40mmHg。维持左心房压力 3~5mmHg。第一小时灌注过程非常重要,温度和流量必须缓慢上升以免对经过冷保存的供肺造成损伤。一旦供肺达到常温和目标流量,开始以 25cmH_2O 手动膨肺。此时供肺进入稳定阶段。管路中 Steen 灌注液每小时进行部分更新,第一小时更换 500ml,随后每小时更换 250ml。

离体肺功能评估:供肺离体灌注最大的优势不仅在于可以延长保存时间,而且可以对离体肺进行功能评估和修复 DCD 供肺。供肺功能评估内容包含气体交换,血流动力学参数(肺动脉压,LA 压,流量和肺血管阻力),机械通气(肺的顺应性,气道压),血气参数($S_{PA}O_2$,$S_{LA}O_2$,$P_{LA}O_2/FiO_2$,$P_{\Delta LA-PA}O_2/FiO_2$)以及肺组织和肺泡灌洗液中的生物标志物等。当供肺 $PaO_2/FiO_2 > 400mmHg$,肺动脉压力比基础值减少 15% 气道压、肺顺应性平稳或提高时,供肺便达到移植标准;当供肺 $PaO_2/FiO_2 < 400mmHg$,肺动脉压力比基础值增加 15%,气道压,肺顺应性比基础值降低超过 15% 时,肺便不适宜移植。

Lund 标准与多伦多标准主要的区别是 Lund 标准采用开放的 LA,灌注液采用的是 Steen 与血红细胞的混合物,并且采用 100% 供体心排血量进行灌注。OCS^{TM} 标准主要侧重器官的转运,LA 开放,采用的灌注液是 OCS^{TM} Solution Ⓡ 或者 Perfadex Ⓡ,与 Lund 标准类似,灌注液中加入血红细胞,灌注流量为 $2 \sim 2.5L/min$(图 7-2)。

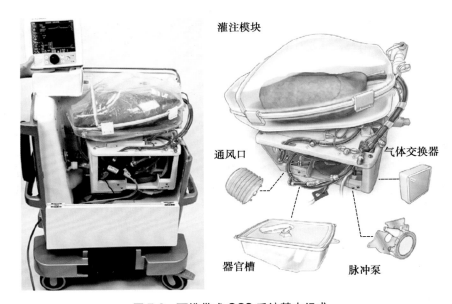

图 7-2　可携带式 OCS 系统基本组成

六、离体肺脏灌注特点及应用现状

EVLP 能持续给供肺提供氧气和能量,维持肺的正常新陈代谢功能,对供肺进行修复。大量实验表明 EVLP 技术能够延长供肺保存时间而供肺不发生损伤。Cypel 等人将健康猪肺冷保存 12 小时,然后进行 12 小时 EVLP,总共经历 24 小时,猪肺泡组织学和肺功能的评估均优于冷保存 24 小时冷保存猪肺。延长供肺保存时间,使远距离器官的使用成为可能,同时增加了免疫配型测试和器官功能优化的时间。

冷保存供肺在移植前无法进行评估,唯一能进行评估的机会是移植完成之后,如果发现供肺有问题就会导致移植失败。EVLP 提供了供肺评估平台,移植前的全面肺功能评估能预测可有效降低手术风险,同时,有些供肺在最初的临床分级中达不到移植标准,但是经过详细的测试和评估甚至修复后符合移植要求,这样不仅降低了手术风险也提高了供肺利用率。

在离体灌注期间可以对肺进行各种治疗修复。EVLP 改善供肺质量的机制包括:①离体环境维持供肺取出后的正常生理,供肺中的细胞代谢得以维持,为供肺复张提供良好的环境;②可有效清除气道分泌物、白细胞、炎症因子等;③逆灌冲洗肺循环中的凝血块;④使通气量及压力在不受胸廓及膈肌影响的情况下直接传递至肺部,从而改善通气/灌注比;⑤通过气管或者灌注液可以添加药物,有效治疗肺水肿,治疗肺部感染,消除炎症反应,减少血栓的形成,减轻肺血管阻力改善肺功能。如含 β 肾上腺素的高渗灌注液以加快肺水肿的消除,使用抗生素预防移植术后肺炎的发生。Cypel 等通过 IL-10 对供肺进行基因改造,有效改善了供肺功能,为利用受损肺进行移植提供了可能性。

基于上述优势,在过去十余年间,大量临床研究证明 EVLP 不仅可以评估供肺,更可以保护及改善供肺功能。2011 年,Cypel 等在新英格兰杂志发表里程碑式研究结果,该研究纳入 23 例不适宜直接利用的供肺,将 20 例转流后功能改善的供肺进行移植;将 116 例初评合格供肺作为对照,研究发现 72 小时原发性肺失功、机械通气时间、ICU 停留时间、气道并发症及术后 30 天死亡率,两组间差异均无统计学意义。同类研究得出相似结果,目前认为 EVLP 安全性好,能够改善供肺质量并可筛选出潜在的合格供肺,且与初评合格的供肺相比,移植后结局无显著性差异。

2012 年,Warnecke 等报道采用可携带式 OCS 系统进行供肺保存、转运,12 例供肺均成功移植,30 天存活率 100%,所有受者康复出院。基于该研究结果,该研究团队随即开展一项大型多中心前瞻性随机对照试验(INSPIRE Trial NCT01630434),这项研究将常温 EVLP 与标准方式——静态低温保存进行比较,主要终点是在前 72 小时内原发性肺失功和院内死亡率的组合。该试验的中期报告显示,常温灌注至少不劣于静态低温保存,且呈现出改善趋势。2016 年,Zeriouh 等报道在 OCS 组供体吸烟更严重的情况下,依旧较静态低温保存组具有更好的术后第一秒用力呼气量,两组生存率及慢性闭塞性细支气管炎发生率相仿。可携带式 EVLP 系统对于远距离取肺过程中缩短冷缺血时间、评估供肺质量并修复供肺具有重要意义。

七、总结

供体短缺依旧是临床肺移植的巨大挑战。随着肺移植手术及管理经验的增长,供体选择标准逐渐扩大。常温 EVLP 做作为一种新型供肺保存,评估与修复技术,延长了供肺保存时间,可以修复和评估供肺,有效利用边缘性供肺,提高供肺来源和供肺利用率,成为缓解供体缺乏的重要措施之一。未来 EVLP 可成为供肺修复平台,对严重受损供肺进行修复和基因改造,例如通过基因改造和干预降低和拟制免疫系统对移植肺的排异。EVLP 不仅可以应用于肺移植,还可以为其他医学研究和治疗提供平台,比如在肺部肿瘤的治疗中用于研究化疗药物的抗肿瘤活性以及毒性等。

(泮辉　施科达　陈静瑜　辛立明　韩威力)

关 键 要 点

1. 离体肺灌注在小样本的研究中,已取得确切的疗效。
2. 现离体肺灌注已应用于临床,用以修复部分边缘供体肺。

参考文献

1. Machuca TN, Cypel M. Ex vivo lung perfusion[J]. Journal of Thoracic Disease, 2014, 6(8): 1054-1062.

2. Popov AF, Sabashnikov A, Patil NP, et al. Ex vivo lung perfusion-state of the art in lung donor pool expansion [J]. Med Sci Monit Basic Res, 2015, 21: 9-14.

3. Munshi L, Keshavjee S, Cypel M. Donor management and lung preservation for lung transplantation[J]. The Lancet Respiratory Medicine, 2013, 1(4): 318-328.

4. Marasco S F, Bailey M, McGlade D, et al. Effect of donor preservation solution and survival in lung transplantation[J]. The Journal of Heart and Lung Transplantation, 2011, 30(4): 414-419.

5. Okada Y, Kondo T. Impact of lung preservation solutions, Euro-Collins vs. low-potassium dextran, on early graft function: a review of five clinical studies[J]. Annals of thoracic and cardiovascular surgery, 2006, 12 (1): 10.

6. Ladowski J S, Kapelanski D P, Teodori M F, et al. Use of autoperfusion for distant procurement of heart-lung allografts[J]. The Journal of heart transplantation, 1985, 4(3): 330-333.

7. Steen S, Sjöberg T, Pierre L, et al. Transplantation of lungs from a non-heart-beating donor[J]. The Lancet, 2001, 357(9259): 825-829.

8. Steen S, Ingemansson R, Eriksson L, et al. First human transplantation of a nonacceptable donor lung after reconditioning ex vivo[J]. The annals of thoracic surgery, 2007, 83(6): 2191-2194.

9. Cypel M, Yeung J C, Liu M, et al. Normothermic ex vivo lung perfusion in clinical lung transplantation[J]. New England journal of medicine, 2011, 364(15): 1431-1440.

10. Van Raemdonck D, Neyrinck A, Cypel M, et al. Ex-vivo lung perfusion[J]. Transplant International, 2015, 28 (6): 643-656.

11. Cype M, Rubacha M, Yeung J, et al. Normothermic Ex Vivo Perfusion Prevents Lung Injury Compared to Extended Cold Preservation for Transplantation[J]. Am J Transplant, 2009, 9(10): 2262-2269.

12. Cypel M, Liu M, Rubacha M, et al. Functional Repair of Human Donor Lungs by IL-10 Gene Therapy[J]. Science Translational Medicine, 2009, 1(4): 4ra9-4ra9.

13. Yeung J C, Cypel M, Waddell T K, et al. Update on donor assessment, resuscitation, and acceptance criteria, including novel techniques-non-heart-beating donor lung retrieval and ex vivo donor lung perfusion[J]. Thoracic surgery clinics, 2009, 19(2): 261-274.

14. Wallinder A, Ricksten S E, Silverborn M, et al. Early results in transplantation of initially rejected donor lungs after ex vivo lung perfusion: a case-control study[J]. European Journal of Cardio-Thoracic Surgery, 2013, 45 (1): 40-45.

15. Aigner C, Slama A, Hötzenecker K, et al. Clinical ex vivo lung perfusion-pushing the limits[J]. American journal of transplantation, 2012, 12(7): 1839-1847.

16. Sage E, Mussot S, Trebbia G, et al. Lung transplantation from initially rejected donors after ex vivo lung reconditioning: the French experience[J]. European Journal of Cardio-Thoracic Surgery, 2014, 46(5): 794-799.

17. Warnecke G, Moradiellos J, Tudorache I, et al. Normothermic perfusion of donor lungs for preservation and assessment with the Organ Care System Lung before bilateral transplantation: a pilot study of 12 patients[J]. The Lancet, 2012, 380(9856): 1851-1858.

18. Zeriouh M, Sabashnikov A, Mohite P N, et al. Utilization of the organ care system for bilateral lung transplantation: preliminary results of a comparative study[J]. Interactive cardiovascular and thoracic surgery, 2016, 23

（3）：351-357.

19. Paul E. Van Schil, Jeroen M. Hendriks, Bart P. van Putte, et al. Isolated lung perfusion and related techniques for the treatment of pulmonary metastases[J]. European Journal of Cardio-Thoracic Surgery, Volume 33, Issue 3, 2008：486-495.

第八章

机械灌注在胰腺、小肠及下肢保护中的应用

第一节 机械灌注在胰腺保护中的应用

一、胰腺移植与胰腺保护的背景

糖尿病是目前世界范围内重要的致死性疾病,对其治疗方法的研究有十分重要的意义。随着医学技术的进步,胰腺移植与胰岛移植已经成为治疗 1 型糖尿病的重要手段,近年来研究表明,其对于一些 2 型糖尿病患者也可以使用。目前,随着胰腺移植与胰岛移植在各大医学中心的广泛开展,对胰腺供体的需求增加。而边缘供体胰腺的使用在一定程度上缓解供体短缺,学者们对通过机械灌注保护胰腺供体进行了诸多的研究,以求获得优于既往的静态冷保存技术的胰腺体外保护方法,并取得了一定的进展。

目前,临床上使用 DCD 供体的胰腺移植比例依然低于 DBD 供体,其主要原因为胰腺对于 IR 极为敏感,研究表明,当热缺血时间短于 3 分钟,其胰腺获得量要显著高于热缺血时间达 30 分钟的对照组,由此 DCD 供体的缺血再灌注损伤要显著大于 DBD 供体。同时,冷缺血时间的延长也已经成为胰腺移植手术失败的独立风险因素。此外,DCD 供体因为血栓形成而导致移植物早期失功的可能性较高,而热缺血时间对胰腺器官保存质量的影响,也被认为对手术预后有重要意义。

胰腺缺血再灌注损伤的机制极为复杂,对其研究远不如对肝脏与肾脏的缺血再灌注损伤研究深入。研究表明,胰腺缺血再灌注损伤机制主要包括促炎因子的大量释放和血管内皮黏附分子的增加所导致的白细胞与血小板的聚集活化,从而影响到组织微循环,导致供体胰腺组织功能异常,但这均有待于进一步阐明。

二、传统的胰腺保存方法

目前胰腺保存广泛使用的依然是静态冷保存法,通过 4℃ 低温保存,胰腺组织细胞代谢水平显著下降,代谢废物产生显著减少,这对于胰腺功能的保持至关重要。目前保存胰腺主要使用的保存液为 HTK 液或 UW 液,它们被用于对抗静态冷保存对于器官组织的不利影响,诸多研究认为这两者并无显著差异。

综合现有的诸多研究表明,将 DCD 供体作为胰腺或胰岛移植的供体来源对器官保存有着更高的要求。而且,即使在低温条件下,胰腺组织的代谢依然维持于正常情况下的 10% 左右,所以,长时间的低温保存明显会造成组织局部氧供缺乏,乳酸堆积,不利

于其功能恢复。有研究将纯的气态氧注入静态冷保存液,以增加胰腺保存液的氧含量,在静态冷保存的基础上维持胰腺组织一定的氧化代谢水平,以减少其损伤,取得了一定的成果,但是其效果有限,还有学者采用双层全氟化碳技术,全氟化碳作为一种烃类,携氧能力为水的 20~25 倍,将其与 UW 液组合,可以形成一个两层的含氧保存体系,不过仍然不足以大幅改善胰腺移植缺血再灌注损伤。所以胰腺保存技术的新发展有重要的意义。

三、胰腺机械灌注的进展与应用

目前,胰腺体外机械灌注的诸多潜在优势引起了极大地关注,研究人员通过将灌注液从动脉持续泵入,以实现减少组织局部代谢产物堆积,保持局部微循环通畅等诸多目的。机械灌注的概念虽然在很早就被学者们所提出,并且在 20 世纪 70 年代就有实验予以探索,但在很长的时间内都被静态冷保存所代替,主要是因为其在当时花费高,技术要求高,操作不方便。近年来,随着扩展边缘供体的需求逐渐增大,而传统静态冷保存的研究已经难以有显著的提高,加上机械灌注有诸多潜在益处,故对于机械灌注的研究显著增多,特别在肾脏、肝脏领域。目前,肾脏低温机械灌注已经被部分使用于临床,并取得了较为理想的效果,其显著降低了组织的 IR。对于胰腺,由于其血流量较低,易于受到灌注液的压力伤害,既往一些关于胰腺机械灌注的研究由于未控制好灌注的压力与流量,所以常不能取得令人满意的效果,故其研究进展要远落后于肾脏与肝脏。

综合目前已有基础研究可发现,采用常温或低温机械灌注法保存胰腺,较静态冷保存均有许多显著或潜在的优势。首先,机械灌注可以使氧与营养物质持续进入胰腺微循环中,提供组织细胞能量,维持其代谢水平,并且可以清除代谢产物,避免毒性物质局部堆积,从而降低损伤,有助于保护胰腺功能,并使得胰腺的长时间保存与长距离运输成为可能。Taylor 等研究了猪胰腺持续低温低压机械灌注对于胰岛功能的影响,发现即使经过持续 24 小时的机械灌注,胰岛功能并没有显著降低,其保存效果远优于采用静态冷保存所保存的对照组。同样,Alexander 的研究表明,采用 UW 液静态冷保存保存猪胰腺,其冷缺血时间应短于 6 小时,当冷缺血时间达到 12 小时,胰岛活力显著下降。但是,采用机械灌注的方法保存胰腺可达超过 12 小时而胰岛活力没有显著降低,证实机械灌注对于延长胰腺体外保存时间较静态冷保存有着明显的优势与更多的潜力。

其次,一定压力的机械灌注可有效维持胰腺组织血管张力,维持胰腺的微循环,理论上可减少血栓形成,且减少血管内皮损伤。但如不能合理控制灌注的流速与压力等参数,则有可能损伤血管内皮,导致血小板活化与血栓形成,反而有损于胰腺功能,故在选择灌注参数时需十分谨慎。学者们对于胰腺机械灌注过程中压力与流速的选择依然存在争议,一些常温灌注研究采用接近生理状态下的灌注压力,使得灌注系统在稳定灌注的条件下维持较高的流速,认为这样可以满足胰腺足够的代谢需求,而另有学者认为较低流速更有利于保护胰腺。近年来一些研究者多采用如 10~20mmHg 左右的压力进行低温灌注,且未发现明显的胰腺组织损害,表明低温低流速灌注可以在不损害胰腺组织的条件下满足胰腺供能,Taylor 的研究发现机械灌注虽然会导致胰腺轻度水肿,且并未导致胰腺功能损伤。

此外,研究发现通过机械灌注时测定血管阻力等参数指标,在运输过程中实时有效评估胰腺功能,这是传统静态冷保存所不能做到的。另有研究认为,灌注阻力是评判灌注效果的重要指标,在灌注时,流速在开始的一段时间内一直增长,但在之后的时间内会维持稳定,这反映了组织的功能保存情况,从而可以通过在运输过程中实时监控并调整灌注参数,实现对离体胰腺的保护。

机械灌注可在运输保存过程中通过各种药物有效干预胰腺组织的代谢与功能,用于减少缺血再灌注损伤,抗细胞凋亡,清除氧自由基等多种目的,从而保护乃至治疗胰腺组织,对于扩展边缘供体有重要意义。

已有学者使用人胰腺进行了机械灌注尝试并取得了令人满意的效果,Leeser 的团队在他们的研究中使用了人胰腺进行机械灌注,研究者先将人胰腺静态冷保存 13 小时后,之后行低温机械灌注,为尽可能降低压力对胰腺所可能带来的潜在损伤,灌注流量保持于 20~32ml/min,灌注压力(10~30)/(2~10)mmHg,灌注后对其胰岛产量等参数进行研究,结果表明机械灌注组在胰岛产量与胰岛素分泌功能上都显著高于采用静态冷保存的对照组,说明人胰腺机械灌注有诸多显著的益处,有进一步的研究与临床使用的价值。

四、胰腺机械灌注的关键技术问题

虽然目前对于胰腺机械灌注已经进行了诸多研究并取得一系列成果,但是依然有进一步探究的问题。

首先的问题是常温灌注与低温灌注的选择问题,理论上两者均有各自的优势,虽然近年来的研究主要以低温机械灌注为主,但是常温灌注可以将胰腺维持于其生理状态,避免了因为低温而可能导致的胰腺损伤,且低温可导致胰腺细胞膜离子泵功能失常,并引起组织水肿,细胞坏死等。常温灌注的文献所采用的灌注液以全血或血液成分配制的灌注液为主,在灌注中胰腺维持较高的代谢水平,需要充分的氧气与营养的供应,由于技术原因,在实验中采用的灌注时间一般短于 6 小时,近年来,学者们在研究中更加重视机械灌注延长胰腺体外保存时间的作用,研究认为通过低温机械灌注将胰腺保存时间延长到 24 小时依然是安全的,表明低温机械灌注较静态冷保存的显著优势。随着技术的发展,常温灌注技术不断提高,其与低温灌注的比较依然需要更多深入的研究。

再者是灌注所用灌注液选择的问题,目前的常温灌注研究因为对灌注液的携氧能力要求较高,均采用全血或血液制品。对于低温机械灌注,现有的研究多采用静态冷保存液进行灌注,如 UW 液和 HTK 液等,并通过添加白蛋白等试剂调节灌注液的渗透压,以取得更好的灌注效果并防止胰腺组织水肿。UW 液或者 HTK 液等保存液,是为了器官静态冷保存而进行研制,并不一定完全符合机械灌注的需要,Weegman 在研究中使用了被用于肾脏灌注的 Kidney Perfusion Solution-1(KPS-1)液对猪胰腺进行了 24 小时的低温机械灌注,结果表明其胰岛活力依然较佳,这均表明,在现有灌注液的基础上,为胰腺机械灌注研制专用的机械灌注液具有巨大的潜力。

此外,氧合问题也是胰腺机械灌注的核心,在常温灌注下,由于组织的高代谢水平,氧合为必须的步骤,而其对于低温机械灌注的影响则还缺乏相关的研究,有待于进一步探究。

五、总结

总体而言,胰腺机械灌注的研究及应用方兴未艾,已经有了一定基础的研究,但是依然需要继续大力探索并制定相应的标准。

第二节 机械灌注在小肠移植保护中的应用

一、背景及保护现状

早在 1959 年，来自美国明尼苏达大学的 Lillehei 施行了首例犬自体全小肠移植，开创了小肠移植的先河。然而由于排斥反应与感染，一直未有长期生存的成功案例，直到 1988 年德国 Deltz 等通过环孢素等免疫抑制剂的应用成功进行了首例人体单独小肠移植。经过 20 多年的发展，通过外科技术、免疫抑制方案、排斥反应的监测与治疗、感染防治等主要技术的进步，使得小肠移植术后生存率大大提高。目前小肠移植在欧美等发达国家已经成为治疗终末期肠功能衰竭有效的方法之一。

小肠是富含淋巴组织的具有高度免疫源性器官，更易发生各种急慢性排异反应。与此同时，相较于其他实质器官，小肠组织对缺血损伤特别敏感。小肠移植过程中的缺血损伤会导致小肠黏膜坏死，屏障受损。而肠腔内又含有大量微生物，这些微生物通过受损的小肠黏膜移位至肝脏、脾脏等肠外器官，导致败血症等全身感染；并且小肠缺血损伤作为一种非特异性损伤，可以增加移植物免疫原性，加重急慢性排斥反应，从而影响移植物的存活和功能。因此，在小肠移植中，如何干预减少缺血再灌注损伤，在移植物功能恢复和长期存活上起到了十分关键的作用。

目前低温小肠灌洗及静态冷保存是小肠获取及转运中减少小肠损伤的最重要手段。与其他实质性器官不同，由于肠腔内含有大量消化酶、细菌及毒素，小肠保存时需行血管和肠管双重灌洗。大量实践证明在器官保存中需氧量与温度之间存在着直接关系，供体小肠血管灌洗及离体低温保存能够在短时间内降低小肠组织温度，使小肠基础代谢水平显著下降，从而减少了氧气及能量的消耗，从而增加了离体小肠的保存时间。目前在血管灌洗液及保存液的选择上，UW 液应用最广泛，近来 HTK 液的使用也越来越多。HTK 液与 UW 相比早期生存率、肠道功能、并发症率无明显差异。HTK 液较 UW 液廉价，并且黏度低，更利于微血管的灌洗。研究发现 HTK 液、Celsior 液和 Polysol 液保存的小肠，在能量代谢及病理上与 UW 液相比具有一定的优势。但目前何种保存液更利于小肠保存仍未有定论。

由于小肠结构特殊，小肠绒毛细胞更多从肠腔中而非通过血管获得营养。有研究发现，肠腔内保存能进一步提高小肠保存效果。目前认为在肠腔内保存液中添加氨基酸等营养物质是有益的。

虽然随着静态冷保存等保存技术的进展，小肠保存效果明显提高，但是目前小肠保存的时间及效果仍是有限的，静态冷保存只能有效地保存小肠在 9 小时以内，随着保存时间的延长，感染、排异、移植物失功等并发症明显增多，超过冷保存 9 小时的小肠在目前指南中不推荐使用。即使在冷保存时间内，随着保存时间的延长也会给移植带来各种并发症的风险。随着小肠移植需求的逐年增大，进一步改善保存效果的研究一直是小肠移植研究的热点。目前体外机械灌注在肾脏移植、肝脏移植、心脏移植和肺移植等领域取得了可喜的研究成果，可以提高保存时间，挽救边缘供器官，提高移植物及患者生存率，有研究者在小肠移植方面也展开了各项探索。

二、机械灌注在小肠移植保护的发展及现况

1979 年,Toledo 等人首次报道了体外搏动血管灌注应用于人类小肠保存。2003 年 Zhu 等人开展了首例低温肠腔机械灌注,发现低温机械灌注比静态冷保存相比能更好地保存小肠。但实验也发现低温氧合肠腔灌注改善能量代谢的能力有限,小肠只能耐受一段时间的低温氧合肠腔灌注,肠腔灌注 1 小时组的组织学表现最佳。机械破坏作用被认为是组织损伤的主要原因,或许将来能通过改善灌注技术减少组织损伤。2015 年美国耶鲁大学团队报道了一项新型的小肠双腔保存装置(intestinal preservation unit,IPU)应用于小肠移植的临床试验。该保存装置首次采用的肠腔与血管双腔灌注,与静态冷保存组相比,小肠双腔灌注组空肠的组织病理学改善。由于实验病例较少只有 5 例,在统计学上差异明显,但是总体趋势是令人鼓舞的。在肠腔灌注的试验中发现,机械灌注给小肠带来的机械破坏作用一定程度上限制了灌注效果的继续提高,未来获取通过优化灌注相关参数或者改进灌注方法能够进一步提高灌注的保存效果。

此外,常温机械灌注也有其价值。常温机械灌注以生理温度对小肠进行灌注,最接近于人体的生理条件,改善了细胞能量代谢,减少乳酸自由基等代谢废物的堆积。同时避免了低温机械灌注时低温条件导致的细胞膜稳定性降低,从而使细胞耐受机械损伤的缓冲能力下降。但是常温机械灌注对机器的稳定性要求更高,一旦灌注时氧合或者灌注流速出现问题,小肠将直接面临热缺血损伤,在短时间内即可出现严重的损害而导致器官弃用。与此同时,由于小肠肠道内存在的正常菌群,在常温机械灌注时仍以较高的速率繁殖,而此时肠道的免疫环境已经改变,有学者指出小肠常温机械灌注后更易出现移植后感染。尽管如此,国外学者对小肠常温机械灌注也开展了多项研究,并取得了可喜的进展。在持续机械灌注及氧合下,大鼠和狗的小肠移植物质量及保存时间明显得到延长。用氧合的 RL 液常温机械灌注的小肠移植获得了成功。采用全血的脉冲灌注将移植物体外保存时间增加至 18 小时,但是如果应用非脉冲灌注,移植物只能保存 6 小时。

三、小肠机械灌注方式

(一)肠腔低温灌注

2003 年 Zhu 等人开展了首例低温肠腔机械灌注,发现低温肠腔机械灌注比静态冷保存相比能更好地保存小肠。在能量代谢方面,低温肠腔机械灌注相比静态冷保存更有优势,在灌注 24 小时后小肠仍然能维持较高的 ATP 及总腺苷酸水平。这可能与肠腔灌注液持续灌注给组织提供了一定的溶解氧以及移除代谢产物,例如乳酸、氨等促进了能量生成。但实验也发现在评估低温氧合肠腔灌注保持小肠黏膜功能完整性时小肠只能耐受一段时间的低温氧合肠腔灌注,机械破坏作用被认为是组织损伤的主要原因,这可能与低温灌注时细胞膜的流动性改变有关,或许常温机械灌注能够有效降低灌注时的机械损伤。

(二)用体外循环系统实现血管灌注

通过体外循环装置实现机械灌注,灌注模式分为脉冲灌注和非脉冲灌注(又称为平流灌注)。目前大多数体外循环装置采用了非脉冲灌注,包括连续灌注、蠕动泵灌注及间断连续灌注等模式。非脉冲灌注的优点是相较于脉冲灌注所需的灌注压力较低,缺点是由于脉压差小,低于<10mmHg,可导致微循环血流淤滞,动静脉短路分流增加,组织灌注不良和酸中毒。而脉冲灌注(pulsatory perfusion)是一种利用搏动血泵进行体外循环灌注的模式,脉压可

达 30~40mmHg。这种模式模仿正常的血流循环生理,灌注效果较非脉冲灌注好,能够有效降低外周血管阻力、改善微循环、增加组织代谢,减轻小肠组织水肿。在冠状动脉旁路移植术中发现脉冲灌注相较于连续灌注能够明显降低全身炎症反应。

在马结肠常温脉冲灌注实验中,采用改良 OPS 灌注液比自体血灌注相比能更好地保存结肠,可能在常温机械灌注中,由于循环代谢产物的堆积,以及红细胞、血液中蛋白质的机械破坏,引起组织淤血,增加了血管阻力,导致局部缺血。在自体血脉冲灌注 6 小时、12 小时后出现结肠功能明显下降,而 OPS 灌注组在 12 小时仍能够维持良好的活性。在该实验中使用了改良的 Waters TM-100 器官灌注设备,灌注液实验组采用了 1L 改良的 OPS 液、对照组采用了 1L 自体血液,灌注方式为脉冲灌注,35 次/min,温度为 37℃。流出液经过两个 40μm 的过滤装置(cardioplegia plus filter)过滤细胞碎片,自体血灌注组再经过气体交换装置与 95%O_2/5%CO_2 以 2L/min 流速氧合后循环使用,而 OPS 灌注组则没有氧合装置,结肠暴露于空气获得的氧气是其氧气的唯一来源。

(三) 小肠双腔灌注

小肠双腔保存装置是耶鲁大学团队发明的一项综合小肠血管灌注及肠腔灌注的一套新型小肠保护装置,用于降低移植小肠在转运过程中发生的缺血损伤。其装置的目前研发的主要目标是:①冷保存液持续血管及肠腔灌注来减少缺氧条件下有害代谢产物的堆积;②在保持无菌的同时减少运输过程中的机械损伤;③评估持续灌注能否相对于静态冷保存更好地保存小肠。

小肠双腔保存装置设计如下(图 8-1):

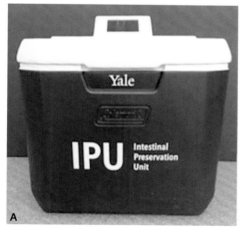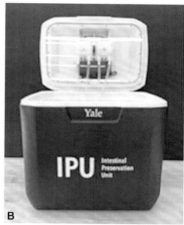

图 8-1　小肠双腔保存装置(IPU)
A. 外部设计;B. 内盖,包括泵头及电路设计

1. 以冷却器作为基座的小肠保存室,用冰块来实现装置内部的冷却并使保存室内温度保持在 4~8℃。

2. 两台蠕动泵。

3. 用聚乙烯管及血管插管分别将肠腔及血管腔与蠕动泵相连接。

4. 两个电动泵头固定于装置的盖子上,而盖子与小肠双腔保存装置的其他部分是分离的;盖子上还安装了系统电路,包括电位器、一个电源开关、聚合锂电池,以及一个能显示控制流速、压力、温度、时间等参数的 LED 显示屏。

5. 其他部分，微型控制器、微型 SD 卡存储器。

小肠置于一次性密闭容器中，被密封保存于装置内部。该容器与其他部分装置隔离，仅通过连接管路与蠕动泵相连接，能够保护小肠避免机械创伤并维持无菌环境。

灌注管路如下（图 8-2）：

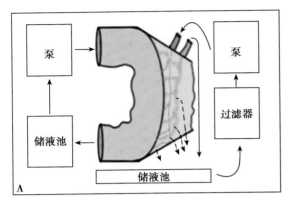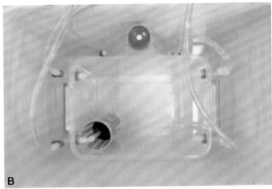

图 8-2　灌注管路
A. 灌注管路示意图；B. 装置内部观

①血管灌注管路：肠系膜上动脉插管灌注，肠系膜上静脉回流的灌注液通过过滤器后再次回到动脉循环。

②肠腔灌注管路：这是个封闭的管路系统，分别连接小肠的近端与远端。该管路另设一个储液池，内含灌注液，已保证能够充分灌注整个肠段。

小肠双腔保存装置参数设置：

血管灌注流速：100ml/min；肠腔灌注流速：150ml/min；保存液：HTK/UW；温度：4～8℃。

（四）肠腔内高压氧吹入法（图 8-3）

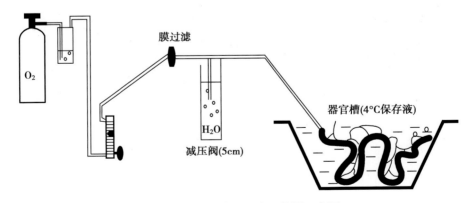

图 8-3　肠腔内高压氧吹入装置示意图

小肠保存期间添加高压氧，以及持续的氧合温度灌注有研究用于改良静态冷保存。但是由于技术复杂性以及血管损伤的风险，这些技术的应用具有争议。有研究开展肠腔氧气吹入法结合静态冷保存来保存移植小肠取得一定效果。

从体重为 250~300g 的 Wistar 大鼠获取空肠肠段(15cm),包含肠系膜上静脉(SMA)及门静脉(PV)。肠系膜上动脉插管,用 10ml UW 液冲洗,肠腔用 10~15ml 的 UW 冲洗。

对照组在 4℃的 UW 液中保存 18 小时。

肠腔氧气吹入组,冲洗后,氧气吹入 UW 保存的肠腔。

实验表明肠腔内气体氧合(LGO)在小肠缺血保存期间在很大程度上提高了肠黏膜完整及功能。

四、动物模型肠缺血再灌注损伤的评价

由于小肠移植领域移植病例较少,关于机械灌注的小肠移植临床研究也相对缺乏,动物实验是目前研究小肠缺血保存的主要手段。这里将对于常见的动物实验中缺血再灌注损伤评价指标做初步介绍。

(一) 组织病理学指标

1. HE 染色　判断肠缺血再灌注损伤程度最常用的评估方式是组织切片 HE 染色。迄今为止,已建立了多种评分方法,其中以 Parks 评分系统(表 8-1)、Park/Chiu 改良评分系统(表 8-2)的使用最为广泛。

表 8-1　Parks 评分系统

	Parks 评分系统的评分
绒毛上皮细胞炎症/坏死	0:无损伤 1:个别绒毛尖端受到影响 2:绝大部分绒毛尖端受到影响 3:绝大部分绒毛尖端和一些绒毛受影响 4:绝大部分绒毛尖端、中部和底部均被影响
隐窝上皮细胞炎症和坏死	0:无损害 1:个别隐窝受到影响 2:散在分布的隐窝受到影响 3:少部分隐窝受到影响 4:绝大部分隐窝受到影响

表 8-2　Park/Chiu 改良评分

Park/Chiu 改良评分	
0	结构正常
1	部分绒毛尖端存在上皮下空隙
2	绒毛尖端上皮下空隙广泛存在,中等程度的上皮层与固有层分离
3	广泛的上皮层与固有层分离,部分绒毛尖端剥脱
4	绒毛尖端剥脱、导管扩张
5	固有层结构破坏、出血、坏死
6	隐窝层损伤
7	跨黏膜层坏死
8	跨肌肉层坏死

2. 多形核白细胞(polymorphonuclear leukocyte,PMN)评分 肿瘤坏死因子 α、IL-1β、血小板活化因子、补体等促炎因子的释放,导致中性粒细胞向组织损伤部位募集,加剧了缺血引起的炎症反应。在光学显微镜下计数多形核白细胞,每个组织随机观察 3 处视野。将黏膜 PMN 评分分为 0~3 级,0 级为无或者单个多形核白细胞,1 级、2 级、3 级分别表示轻度、中度及显著的多形核白细胞浸润。

(二)免疫组化

1. 环加氧酶(cyclooxygenas,COX)检测 包括环加氧酶-1(COX-1)及环加氧酶-2(COX-2);胃肠道黏膜能够合成两个亚型的环加氧酶 COX-1、COX-2,其在小肠缺血期间表达量明显上升。并且这两个亚型的环加氧酶与小肠缺血期间维持肠道黏膜屏障密切相关,尤其是 COX-2 在缺血再灌注损伤后的黏膜修复中起关键的作用。

2. 钙防卫蛋白(calprotectin)检测 中性粒细胞的募集与活化能够反映缺血再灌注损伤所致的炎症反应水平。活化的中性粒细胞促进黏附分子表达及蛋白水解酶的分泌,导致血管内皮功能障碍。钙防卫蛋白是由中性粒细胞产生的钙结合蛋白,分子量约 36kDa,被认为是计算活化中性粒细胞数量有效的标志物。

(三)血流阻力

在离体脉冲灌注期间血流阻力被认为是供肾评价的有效指标,是预测移植后肾功能强大的独立危险因素。有研究发现血流阻力的升高与小肠内皮功能紊乱、移植后功能不良密切相关。

(四)能量代谢检测

ATP 水平检测、ATP/ADP 比值、能量储存[EC = (ATP+ADP/2)/总腺苷酸],及代谢产物乳酸、氨的检测。

(五)其他检测指标

包括过氧化损伤指标,如小肠组织髓过氧化物酶活性(myeloperoxidase,MPO)、小肠组织丙二醛(malondialdehyde,MDA)检测、谷胱甘肽检测等,小肠电生理学检测,甘露醇黏膜渗透率等。

总体而言,目前动物实验中小肠机械灌注模型的评价主要集中在术后早期小肠结构与功能的评价,缺乏中远期移植效果的研究,需在未来的研究中进一步探索。

第三节 机械灌注在肢体保护中的应用

过去几十年急性缺血性肢体的治疗得到很大改善,但重建血运后病人仍有高截肢和显著死亡率,这在很大程度上与缺血再灌注损伤相关。机械灌注通过调节初始灌注的条件及灌注液的组分,为缺血再灌注损伤棘手临床问题打开一扇新的大门。此外,近年来离体机械灌注保护断肢亦成为一个新的应用研究领域。研究表明热缺血时间是影响断肢再植的主要因素,与内脏器官不同,作为复合体,肢体包含多种组织对缺血具有不同的耐受力。皮肤在 4℃保存数周后可以移植,但肌肉在保存数小时后即产生不可逆性损伤。在室温下,不可逆的肌肉损伤发生在 4~6 小时内,缺血时间小于 2 小时时达到最佳的功能结果。目前,保存四肢的唯一方法是静态冷保存法,但由于持续的低水平代谢活动,能量储备很快被耗尽。冷保存可直接损伤细胞,导致细胞肿胀和死亡。这些损伤在再植/移植及肢体再灌注后因产生活性氧和炎症反应而加重。MP 可通过维持整个肢体生理代谢,进而保持复合体不同类型的组织活性。

一、肢体缺血再灌注损伤机制

急性下肢缺血(acute limb ischemia,ALI)是一种血流灌注突然减小的外周动脉疾病,其病程时间小于或等于 2 周,具有较高的发病率和截肢率,每年 10 000 人中有 1.5 人发病,严重威胁了病人肢体的存活率。ALI 主要包括三方面发病原因:①原位动脉血栓(50%);②急性动脉栓塞(40%),大多栓塞为心源性;③其他手术等原因造成(10%),血管腔内血管重建手术治疗过程中,常可伴发股动脉、髂动脉等动脉的损伤。临床根据疾病缺血的严重程度将 ALI 分为 Ⅰ 型(组织无坏死,肌力正常,皮肤感觉无障碍,多普勒可探及动静脉血流信号)、Ⅱa 型[组织轻度危险坏死,肌力正常,感觉轻微障碍(脚趾),多普勒显示动脉血流信号微弱,静脉血流正常]、Ⅱb 型[组织严重坏死,肌力微弱,感觉障碍(超过脚趾),多普勒显示几乎无动脉血流信号,静脉血流正常]、Ⅲ 型(不可逆性组织坏死和神经损伤,肌无力,感觉严重缺失,动静脉血流信号均不可探及)共 4 型以供临床分类诊断。急性下肢缺血发病急,其他周边血管无法及时提供灌注,目前最主要的治疗手段为药物治疗和血管重建治疗。①药物治疗:抗凝术、药物溶解术等,利用低分子肝素、肝素等其他药物进行基础治疗溶解血栓,以预防进一步血栓形成。②血管重建术:导管介导溶栓术(catheter-directed thrombolysis,CDT)和经皮腔内治疗术(percutaneous mechanical thrombectomy,PMT),包括 Fogarty 导管取栓术、球囊血管成形、支架植入等,针对不同缺血严重程度的 ALI,其治疗方法各有优缺点,优点在于可以在短时间内去除血栓并复流效果明显,但由于手术过程中容易使动脉内膜损伤,且部分分支的动脉血栓仍然无法取出,其二次闭塞发生率高,缺血再灌注损伤发生率较高;CDT 不适应于快速恢复血流,溶栓时间过长,且其大出血发生率较高,因此其截肢率和死亡率仍然较高。

在急性下肢缺血再灌注损伤过程中,下肢缺血后,充分恢复血流的供应极为关键,但是在缺血组织复流过程中容易造成进一步的损伤:从无后遗症轻度损伤发展至系统性反应并伴随全身炎性反应综合征(systemic inflammatory response syndrome,SIRS),导致患者多器官损伤,危重情况下将伴随多器官功能障碍,通常具有致命性。局部缺血下肢主要经历三种病理变化:①栓子远端动脉内继发血栓形成,堵塞动脉分支及侧支循环;②缺血肌肉水肿,导致肌筋膜室内高压,继而可发生骨筋膜室综合征;③小血管细胞缺血肿胀,进一步加重微循环灌注阻力。下肢 I/R 损伤除了导致缺血下肢局部损害,亦会对机体各系统造成显著影响。有研究表明肢体缺血再灌注损伤可以导致急性肺损伤,其损伤的特点与急性呼吸窘迫综合征(acute respiratory distresssyndrome,ARDS)的病理学特点相似。肢体再灌注损伤对于心排血量、外周阻力、动脉压和心率等产生显著的影响。急性动脉栓塞发生后,取栓后血流虽迅速恢复,静脉内积聚物包括大量坏死组织的代谢产物很快进入全身循环,短时期内出现明显的代谢变化,临床上称肌病-肾病-代谢酸中毒综合征。肢体缺血时静脉血氧饱和度下降,二氧化碳结合力降低,乳酸、肌酸磷酸激酶、乳酸脱氢酶升高,横纹肌纤维溶解。此外灌注后肌肉的急性炎症导致肿胀及骨筋膜室综合征的发生,进一步加重缺血损伤。虽然目前对 I/R 损伤已有较深入研究进展,但仍缺乏有效完善的处理策略。其干预手段是基础及临床的研究热点和亟待解决的问题。

二、机械灌注在下肢保护中的发展及应用

Beyersdorf F 首次提出控制性下肢灌注(controlled limb reperfusion,CLR)的概念,并将灌注应用于急性下肢缺血再灌注损伤治疗,以再灌注复流前这一干预窗为重点,强调对初始灌

注条件的控制和对灌注液成分的控制,减少正常血液再灌注后引起的 IR。初期学者提出控制性灌注,只是简单利用血袋及灌注管路组成简易再灌注系统,可以实现临床试验中再灌注初始压力的减小,并优化初始灌注液成分,对再灌注初期 20～30 分钟内进行干预,减小再灌注损伤。随着技术的改进,机械灌注逐渐应用于急性下肢缺血控制性灌注中,学者利用蠕动泵对压力和流速进行精确控制,增加温控模块以控制体外灌注系统维持于 37℃,并对压力进行实时监测。Wilhelm 等对装置进行改进,增加静脉灌路,可及时清除代谢废弃物,避免进入体循环。Bradley 等利用 BCD 模块混合血液与晶体溶液,后将灌注液通过白细胞过滤器泵入股动脉。也有学者利用 ECMO 体外循环装置对缺血下肢进行体外灌注,该灌注装置可实现温度控制,并利用膜氧合装置和 21% 氧对灌注液进行氧合,能减小 I/R 引起的组织损伤,认为体外灌注是一种具有潜力的保存技术,将为后期肢体血管再通起到良好推动作用。机械灌注在优化灌注温度、压力、流速及氧合等参数维持下肢近生理代谢功能的条件下,并通过对灌注液的精准控制将进一步启动对急性下肢缺血再灌注损伤的保护,但是如何实现精准修复干预,以建立灌注活性判断及废弃标准,并实现对机械灌注后骨骼愈合,神经再生及肌肉功能恢复的长期预后观察,机械灌注在肢体缺血保护的临床应用仍然方兴未艾。

三、机械灌注在下肢应用中的关键技术问题

灌注条件的控制对下肢缺血再灌注损伤极为重要。过高的灌注压力,可能导致组织内部的内皮组织损伤与结构破坏,从而导致组织的充血与水肿,并增加了早期静脉血栓形成与器官衰竭的风险。而循序渐进的灌注可减小系统压力,以减少产生 IR 综合征。Schlensak 等通过控制流速,将简易灌注系统的压力控制在 60mmHg 以内,减小组织内皮细胞的损伤;Schmidt 等利用 ECMO 系统对 36 位急性下肢缺血病人进行控制性灌注,流速为 500ml/min,灌注压力控制在 68mmHg 左右,通过压力监测,实现控制性灌注对压力及流速的精准控制,以维持近生理环境,防止组织水肿,保持肌肉组织的活力,维持生理结构,减小缺血再灌注损伤,避免截肢减少死亡率。

常温机器灌注将肢体保存于正常生理条件之下,以降低组织的缺血损伤并增强组织活性,进而避免截肢。但是也有学者认为常温灌注易加重肢体的热缺血再灌注损伤,而低温可以保护 IR,一般认为,温度在 4℃ 左右时可以显著降低离体肢体的代谢水平,减少毒物堆积并降低组织氧耗,减少内皮细胞的损伤。Dick 等证实亚低温(15℃)控制性灌注对肢体具有较好的保护作用,但是仍然有待进一步研究。

灌注液的精准控制也至关重要,前期 Beyersdorf 利用 KH 液,对热缺血 4 小时的离体肢体进行 30 分钟,100mmHg 的控制性灌注,检测肌肉水肿程度、pH、线粒体功能等指标,结果发现控制灌注组各方面的指标均优于对照组,控制性灌注可挽救 4 小时热缺血的肢体。氧合对于维持器官代谢功能极为重要,特别是在常温下进行灌注时,组织需氧量高,氧合灌注液可以保证组织一定程度的氧化代谢并减少损伤,维持 ATP 水平。目前临床试验多采用氧合血液为缺血组织供氧,多数学者通过改良胶体灌注液,配以血液,添加其他成分,利用血液与晶体溶液按比例混合作为控制性再灌注溶液(表 8-3),葡萄糖为合成 ATP 提供代谢底物,谷氨酸是谷胱甘肽的前体,天冬门氨酸补充基质,抗氧化剂用于减少热休克蛋白反应以抑制氧自由基的激活,减少促炎症因子的释放;氨基丁三醇和磷酸二氢盐作为缓冲液,维持 pH,防止细胞酸中毒,确保代谢酶的活性;别嘌呤醇可清除氧自由基。柠檬酸盐是钙螯合剂,可减少缺血再灌注损伤会导致的钙离子超载。

表 8-3　控制性灌注液成分

成分	作用
葡萄糖（10%）	补充基质，减少水肿，增加渗透压
柠檬酸磷酸葡萄糖	减少钙离子超载
谷氨酸盐、天冬氨酸盐	补充基质
氨丁三醇	缓冲剂
别嘌呤醇	清除氧自由基

　　特殊携氧灌注液也在研发中，研究证明在下肢灌注中添加携氧物质全氟化物可保护毛细血管内皮细胞，有效改善 ATP 的减小。Jun Araki 等利用人造携氧血红蛋白小泡对缺血肢体进行携氧保存。目前已有许多研究者通过改良灌注液以更好维持肌肉组织活力，但是关于机器灌注如何干预缺血再灌注损伤的保护机制研究不多，因此其机制尚不明确。后期基于缺血再灌注损伤的机制研究，学者认为可通过持续灌注的方式有效清除氧自由基，比如在灌注液中添加特殊非生物型及生物型物质等，甚至添加干细胞等，以降低组织缺血再灌注损伤，但仍然需要进一步深入研究。

四、下肢机械灌注原理及应用

　　控制性再灌注技术：髂动脉插管（a）与血液流入管路连接（b）；再灌注插管（c）与再灌注管路的灌注袋相连（d）；600ml 氧合血液收集于血袋中（e）；若血袋中已满，氧合血液会转入灌注袋中（pressure cuffed bag）（f）每个聚酯袋可以容纳 1L 体积溶液，灌注袋中 600ml 氧合血液与 100ml 晶体溶液混合（6∶1）制成控制性下肢再灌注灌注液（g）；再灌注管路（d）去空气后，控制性再灌注灌注液通过再灌注管路进入 1 个或 2 个远端再灌注插管，调节压力；再灌注压力应小于 60mmHg。当控制性灌注液灌注结束后，600ml 氧合血液被收集于血袋中（e）。该程序至少重复 30 分钟（图 8-4~图 8-7）。

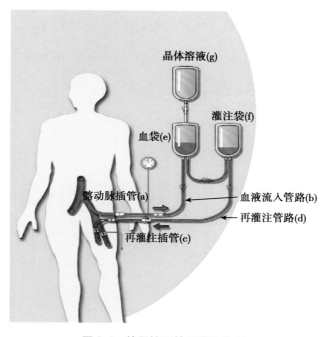

图 8-4　简易控制性再灌注体系

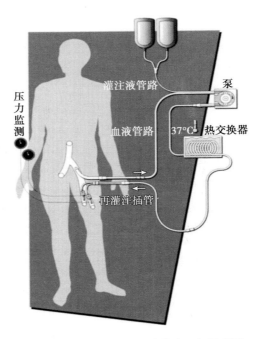

图 8-5　临床控制性灌下肢灌注设备原理图

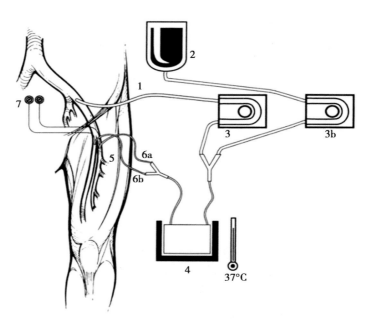

图 8-6　控制性下肢再灌注设备

（1）进入管路；（2）血液晶体溶液；（3 和 3b）蠕动泵；（4）控制性灌注液的传递管路；（5）热交换器；（6a 和 6b）灌出管路与股深股浅动脉连接；（7）压力检测器

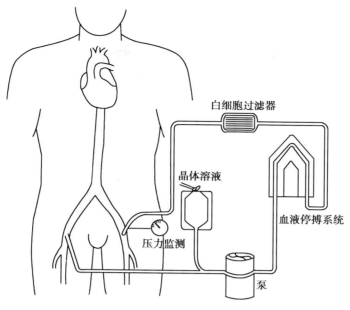

图 8-7　控制性再灌注体系

五、总结

下肢缺血再灌注损伤是在体血栓清除以及断肢再植后血流再通一系列涉及细胞内外的复杂病理生理过程,最终导致发生在多种器官及骨骼肌的代谢、血栓、炎症改变。机械灌注通过灌注、修复及实时功能评估是改善肢体缺血再灌注损伤的一种有效新策略,然而如何优化机械灌注对下肢灌注的干预方法,建立适合临床应用的控制性再灌注关键技术研究平台,深入探讨下肢再灌注损伤的干预机制,建立相关的灌注评判标准,开放集成型灌注设备与特异性灌注保护溶液,具有重要的临床意义。

(俞浩　李建辉　彭一帆　陈旭东　周琳)

关 键 要 点

1. 目前胰腺保存广泛使用静态冷保存法,但胰腺体外机械灌注的诸多优势引起了极大关注,并在诸多研究中展现出显著的效果。

2. 低温小肠灌洗及静态冷保存是目前小肠获取及转运中减少小肠损伤的最重要手段。小肠双腔灌注在生理上更能维持小肠的结构与功能,但是由于机械损伤等因素,其有效性需要进一步评估。

3. 目前病人在肢体急性缺血后的重建血运后仍有高截肢和显著死亡率,这在很大程度上与缺血再灌注损伤相关。机械灌注通过调节初始灌注的条件及灌注液的组分,为治疗急性下肢缺血再灌注损伤提供新策略。

参 考 文 献

1. Kerr HR,Hatipoglu B,Krishnamurthi V. Pancreas transplant for diabetes mellitus[J]. Cleveland Clinic journal of medicine,2015,82:738-744.

2. Orlando G,Stratta RJ,Light J. Pancreas transplantation for type 2 diabetes mellitus[J]. Current opinion in organ transplantation,2011,16:110-115.

3. Squifflet J P,Ledinh H,Roover A D,et al. Pancreas preservation for pancreas and islet transplantation:a minireview[J]. Transplantation Proceedings,2011,43(9):3398-3401.

4. Humar A,Ramcharan T,Kandaswamy R,et al. Technical failures after pancreas transplants:why grafts fail and the risk factors-a multivariate analysis[J]. Transplantation,2004,78(8):1188-1192.

5. Muthusamy A S R,Mumford L,Hudson A,et al. Pancreas Transplantation From Donors After Circulatory Death From the United Kingdom[J]. American Journal of Transplantation Official Journal of the American Society of Transplantation & the American Society of Transplant Surgeons,2012,12(8):2150-2156.

6. Barlow A D,Hosgood S A,Nicholson M L. Current state of pancreas preservation and implications for DCD pancreas transplantation[J]. Transplantation,2013,95(12):1419-1424.

7. Baertschiger RM,Berney T,Morel P. Organ preservation in pancreas and islet transplantation[J]. Current opinion in organ transplantation,2008,13:59-66.

8. Stewart Z A,Cameron A M,Singer A L,et al. Histidine-tryptophan-ketoglutarate(HTK) is associated with reduced graft survival in pancreas transplantation[J]. American Journal of Transplantation Official Journal of the American Society of Transplantation & the American Society of Transplant Surgeons,2009,9(1):217-221.

9. Li X,Zhang J,Sang L,et al. Influence of the two-layer preservation method on human pancreatic islet isolation:a meta-analysis[J]. The International journal of artificial organs,2015,38:117-125.

10. Scott WE,Weegman BP,Ferrer-Fabrega J,et al. Pancreas oxygen persufflation increases ATP levels as shown by nuclear magnetic resonance[J]. Transplantation proceedings,2010,42:2011-2015.

11. Iwanaga Y,Sutherland DE,Harmon JV,et al. Pancreas preservation for pancreas and islet transplantation[J]. Current opinion in organ transplantation,2008,13:445-451.

12. Van R D,Neyrinck A,Rega F,et al. Machine perfusion in organ transplantation:a tool for ex-vivo graft conditioning with mesenchymal stem cells? [J]. Current Opinion in Organ Transplantation,2013,18(1):24-33.

13. Taylor M J,Baicu S,Greene E,et al. Islet isolation from juvenile porcine pancreas after 24-h hypothermic machine perfusion preservation[J]. Cell Transplantation,2010,19(5):613-28.

14. Alexander M,Krishnan R,Buder B,et al. Impact of hypothermic preservation on tissue yield and viability in pig pancreata[J]. Transplantation proceedings,2014,46:1975-1977.

15. Leeser DB,Bingaman AW,Poliakova L,et al. Pulsatile pump perfusion of pancreata before human islet cell isolation[J]. Transplantation proceedings 2004,36:1050-1051.

16. Kuan K G,Wee M N,Wen Y C,et al. Extracorporeal machine perfusion of the pancreas:technical aspects and its clinical implications-a systematic review of experimental models[J]. Transplantation Reviews,2016,30(1):31-47.

17. Lillehei R. C.,B. Goott,F. A. Miller. The physiological response of the small bowel of the dog to ischemia including prolonged in vitro preservation of the bowel with successful replacement and survival[J]. Ann Surg,1959,150:543-560.

18. Deltz E,Schroeder P,Gebhardt H,et al. First successful clinical small intestine transplantation. Tactics and surgical techni[J]c. Der Chirurg,1989,60(4):235-239.

19. Iyer K. R. Surgical management of short bowel syndrome[J]. J Parenter Enteral Nutr,2014,38(1 Suppl):53s-59s.

20. Abu-Elmagd, K. M. , Costa G , et al. E Evolution of the immunosuppressive strategies for the intestinal and multivisceral recipients with special reference to allograft immunity and achievement of partial tolerance[J]. Transpl Int, 2009, 22(1):96-109.

21. Park P O, Haglund U, Bulkley G B, et al. The Sequence of Development of Intestinal Tissue-Injury after Strangulation Ischemia and Reperfusion[J]. Surgery, 1990, 107(5):574-580.

22. Cicalese, Luca, Sileri, et al. Bacterial translocation in clinical intestinal transplantation[J]. Transplant Proc, 2000, 32(6):1210-1210.

23. Kawai M, Kitade H, Koshiba T, et al. Intestinal Ischemia Reperfusion and Lipopolysaccharide Transform a Tolerogenic Signal into a Sensitizing Signal and Trigger Rejection[J]. Transplantation, 2009, 87(10):1464-1467.

24. Abu-Elmagd K, Fung J, Bueno J, et al. Logistics and Technique for Procurement of Intestinal, Pancreatic, and Hepatic Grafts From the Same Donor[J]. Annals of Surgery, 2000, 232(5):680-687.

25. Abu-Elmagd K, Reyes J, Bond G, et al. Clinical Intestinal Transplantation: A Decade of Experience at a Single Center[J]. Annals of Surgery, 2001, 234(3):404-417.

26. Abu-Elmagd K M, Costa G, Bond G J, et al. Five Hundred Intestinal and Multivisceral Transplantations at a Single Center Major Advances With New Challenges[J]. Annals of Surgery, 2009, 250(4):567-581.

27. Mangus R S, Tector A J, Fridell J A, et al. Comparison of histidine-tryptophan-ketoglutarate solution and University of Wisconsin solution in intestinal and multivisceral transplantation[J]. Transplantation, 2008, 86(2):298-302.

28. Nickkholgh A, Contin P, Abu-Elmagd K, et al. Intestinal transplantation: review of operative techniques[J]. Clinical Transplantation, 2013, 27:56-65.

29. Wei L, Hata K, Doorschodt B M, et al. Experimental small bowel preservation using Polysol: A new alternative to University of Wisconsin solution, Celsior and histidine-trytophan-ketoglutarate solution[J]? World Journal of Gastroenterology, 2007, 13(27):3684-3691.

30. Ito A, Higashiguchi T, Kitagawa M, et al. Effect of luminal administration of glutamine to suppress preservation graft injury in small bowel transplants[J]. Transplant Proc, 1995. 27(1):780-782.

31. Olson D W, Jijon H, Madsen K L, et al. Human small bowel storage: The role for luminal preservation solutions [J]. Transplantation, 2003. 76(4):709-714.

32. Toledo-Pereyra L H, Najarian J S. Human small bowel preservation: assessment of viability during storage[J]. Bol Asoc Med P R, 1979. 71(9):336-341.

33. Zhu J Z J, Castillo E G, Salehi P, et al. A novel technique of hypothermic luminal perfusion for small bowel preservation[J]. Transplantation, 2003, 76(1):71-76.

34. Munoz-Abraham AS, Patron-Lozano R, Narayan RR, et al. Extracorporeal Hypothermic Perfusion Device for Intestinal Graft Preservation to Decrease Ischemic Injury During Transportation[J]. J Gastrointest Surg, 2015.

35. Polyak M M R, Morton A J, Grosche A, et al. Effect of a novel solution for organ preservation on equine large colon in an isolated pulsatile perfusion system[J]. Equine Vet J, 2008, 40(4):306-312.

36. Minor, T. , H. Klauke, and W. Isselhard. Improved preservation of the small bowel by luminal gas oxygenation: energetic status during ischemia and functional integrity upon reperfusion[J]. Transplant Proc, 1997, 29(7):2994-2996.

37. Norgren L. Inter-Society Consensus for the Management of Peripheral Arterial Disease (TASC II) [J]. Eur J Vasc Endovasc Surg, 2007, 33(1):S5-S67.

38. Purushottam B, Gujja K, Zalewski A, et al. Acute limb ischemia[J]. Acute Arterial Occlusion, 2014.

39. Berg J C V D. Thrombolysis for acute arterial occlusion[J]. Journal of Vascular Surgery, 2010, 52(2):512-515.

40. Berridge D C, Kessel D O, Robertson I. Surgery versus thrombolysis for initial management of acute limb ischemia[J]. The Cochrane Library. John Wiley & Sons, Ltd, 2002.

41. Singh K P, Sharma A M. Critical Limb Ischemia: Current Approach and Future Directions[J]. Journal of Cardiovascular Translational Research, 2014, 7(4): 437-445.

42. Haimovici H. Arterial embolism with acute massive ischemic myopathy and myoglobinuria: evaluation of a hitherto unreported syndrome with report of two cases[J]. Surgery, 1960, 47: 739-747.

43. Creager M A, Kaufman J A, Conte M S. Clinical practice. Acute limb ischemia[J]. New England Journal of Medicine, 2012, 366(23): 2198-2206.

44. Eltzschig H K, Eckle T. Ischemia and reperfusion-from mechanism to translation[J]. Nature Medicine, 2011, 17(11): 1391-1401.

45. Jasper V D S, Flu H C, Veen E J, et al. Adverse Events after Treatment of Patients with Acute Limb Ischemia[J]. Annals of Vascular Surgery, 2015, 29(2): 293-302.

46. Beyersdorf F, Mitrev Z, Eckel L, et al. Controlled limb reperfusion as a new surgical technique to reduce postischemic syndrome[J]. Journal of Thoracic & Cardiovascular Surgery, 1993, 106(2): 378.

47. Schlensak C, Doenst T, Bitumoreno J, et al. Controlled limb reperfusion with a simplified perfusion system[J]. Thoracic & Cardiovascular Surgeon, 2000, 48(05): 274-278.

48. Schmidt C A P, Rancic Z, Lachat M L, et al. Hypothermic, Initially Oxygen-Free, Controlled Limb Reperfusion for Acute Limb Ischemia[J]. Annals of Vascular Surgery, 2015, 29(3): 560-572.

49. Wilhelm M P, Schlensak C, Hoh A, et al. Controlled reperfusion using a simplified perfusion system preserves function after acute and persistent limb ischemia: A preliminary study[J]. Journal of Vascular Surgery, 2005, 42(4): 690-694.

50. Allen B S, Hartz R S, Buckberg G D, et al. Prevention of Ischemic Damage Using Controlled Limb Reperfusion[J]. Journal of Cardiac Surgery, 1998, 13(3): 224-227.

51. Schmidt C A P, Rancic Z, Lachat M L, et al. Hypothermic, Initially Oxygen-Free, Controlled Limb Reperfusion for Acute Limb Ischemia[J]. Annals of Vascular Surgery, 2015, 29(3): 560-572.

52. Muller, Sabine, Constantinescu M A, Kiermeir D M, et al. Ischemia/reperfusion injury of porcine limbs after extracorporeal perfusion[J]. Journal of Surgical Research, 2013, 181(1): 170-182.

53. Constantinescu M A, Knall E, Xu X, et al. Preservation of Amputated Extremities by Extracorporeal Blood Perfusion: a Feasibility Study in a Porcine Model[J]. Journal of Surgical Research, 2011, 171(1): 0-299.

54. Schlensak C, Doenst T, Bitumoreno J, et al. Controlled limb reperfusion with a simplified perfusion system[J]. Thoracic & Cardiovascular Surgeon, 2000, 48(05): 274-278.

55. Khalil A A, Aziz F A, Hall J C. Reperfusion Injury[J]. Plastic and Reconstructive Surgery, 2006, 117(3): 1024-1033.

56. Dick F, Li J, Giraud M N, et al. Basic Control of Reperfusion Effectively Protects Against Reperfusion Injury in a Realistic Rodent Model of Acute Limb Ischemia[J]. Circulation, 2008, 118(19): 1920-1928.

57. Beyersdorf F, Unger A, Wildhirt A, et al. Studies of reperfusion injury in skeletal muscle: Preserved cellular viability after extended periods of warm ischemia[J]. The Journal of cardiovascular surgery, 1991, 32(5): 664-676.

58. Beyersdorf F, Sarai K, Mitrev Z, et al. New Surgical Treatment for Severe Limb Ischemia[J]. Journal of Investigative Surgery, 1994, 7(1): 61-71.

59. Beyersdorf F. Studies of reperfusion injury in skeletal muscle: Controlled limb reperfusion to reduce postischemic syndrome[J]. Cardiovasc. Surg. 1993, 1.

60. Beyersdorf F, Mitrev Z, Ihnken K, et al. Controlled limb reperfusion in patients having cardiac operations[J]. Journal of Thoracic and Cardiovascular Surgery, 1996, 111(4): 873-881.

61. Defraigne J O,Pincemail J,Laroche C,et al. Successful controlled limb reperfusion after severe prolonged ischemia[J]. Journal of Vascular Surgery,1997,26(2):346-350.

62. Allen B S,Hartz R S,Buckberg G D,et al. Prevention of Ischemic Damage Using Controlled Limb Reperfusion [J]. Journal of Cardiac Surgery,1998,13(3):224-227.

63. Wilhelm M P,Schlensak C,Hoh A,et al. Controlled reperfusion using a simplified perfusion system preserves function after acute and persistent limb ischemia:A preliminary study[J]. Journal of Vascular Surgery,2005,42(4):690-694.

64. Ihnken K,Wildhirt S,Ihnken O,et al. Skeletal muscle reperfusion injury:Reversal by controlled limb reperfusion-A case report[J]. Vascular surgery,2001,35(2):149-155.

65. R. Lenzen-Großimlinghaus. Morphologic and Metabolic Study of the Effect of Oxygenated Perfluorochemical Perfusion on Amputated rabbit limbs[J]. Journal of Reconstructive Microsurgery,1994,10(03):185-191.

66. Araki J,Sakai H,Takeuchi D et al. Normothermic preservation of the rat hind limb with artificial oxygen-carrying hemoglobin vesicles[J]. Transplantation,2015,99(4):687-92.

67. Liew A,Timothy O'Brien. Therapeutic potential for mesenchymal stem cell transplantation in critical limb ischemia[J]. Stem Cell Research & Therapy,2012,3(4).

第九章

机械灌注在不可切除肝转移癌的治疗应用

一、肝转移癌以及区域性治疗

肝脏是恶性肿瘤转移最易受累的器官之一,胃肠道,胰腺,肺,肾脏等多种部位原发的恶性肿瘤都可以转移到肝脏。其中消化系统来源最为多见。这是由于消化系统的血液经门静脉入肝,因此,消化系统的肿瘤容易转移到肝脏,同时肠系膜上静脉的血液汇入门静脉后,其血液并未完全混合,呈流线型分流,原发肿瘤通过其在肝内的转移灶呈非随机性主要分布于肝脏右叶内,加之肝右叶体积大于左叶,故消化系统的肿瘤转移至肝右叶的机会远多于左叶。转移性肝肿瘤肝脏的形态学改变多不明显,大多数无门静脉高压的表现,多表现为肝内多发结节状占位性病灶,直径 1~3mm,少数为单发结节,病灶越多,大小分布越均匀,部分病灶表现为圆形或不规则的巨块状,巨大的肝内转移瘤多伴有中心明显的不规则坏死,转移瘤通常不伴有门静脉癌栓,一般也无假包膜征象,增强后肿瘤实质期多表现为典型的环行强化或靶标,有时可见到腹腔脏器的转移灶如胰腺、脾脏转移灶,腹腔及腹膜后淋巴结肿大等情况出现。转移性肝癌常见原因有:门静脉转移、肝动脉转移、淋巴转移、直接浸润。转移性肝癌临床兼有原发癌症状及转移癌本身引起的症状,一般先有原发癌症状,晚期才出现转移癌症状。肝转移癌的临床分期主要目的是有助于制定外科治疗方案以及对预后的评估,但是值得注意的是,转移性肝癌治疗大多仍以手术切除为主。但许多患者就诊时就已失去手术切除机会,即或肝内肿瘤能够切除,术后仍有 40%~70% 肝内复发。

肝转移癌的治疗,是临床癌症治疗的一个重大挑战。整体性化疗对于肝转移性癌是一个常见的方法,虽然在治疗初期有着不错的疗效,但是在缺乏手术干预时,总体生存时间依然较低。而对于那些仅有肝脏转移的患者来说,手术切除为其提供了一个延长生存时间的希望,但是依旧存在许多无法手术切除的患者,手术干预并不是一个有效的选择,而且此类患者通常不仅有无法治疗的原发癌症,也存在着无法耐受系统性化疗的情况,在这种情况下,肝转移癌区域性治疗提供了一个延长生存时间的选择。

大多数化疗方案存在着剂量相关性细胞毒性,而且大多缺乏相应的靶器官,为了达到某个目的区域的有效作用浓度,整体化疗使用浓度往往较高,所以全身整体性化疗存在着严重的毒副作用。而区域定向治疗是针对特定区域进行的治疗,避免了全身毒副作用的同时,也可以使用更高的药物浓度,所以取得更好的效果。目前已有一些区域性治疗方法应用于临床肝转移癌治疗,诸如射频消融(radiofrequency ablation,RFA),动脉化疗栓塞(transarterial chemoembolization,TC)以及离体肝脏灌注(isolated hepatic perfusion,IHP)等。它们既可以单独进行,也可以作为手术以及系统性化疗的辅助疗法进行治疗,并且已取得更好的治疗效果。本节以离体肝脏灌注介绍为主,从其操作技术、药物选择以及目前治疗适用疾病等方面来进行阐述。

二、离体肝脏灌注简介

离体肝脏灌注是细胞毒性剂直接向肝脏定向灌注的方法,因为肝脏灌注被完全隔离,使得其他循环系统不会接触到细胞毒性剂,所以能显著地提高给药浓度,而过高浓度对于全身性化疗来说,可能是致命的。根据 DB 等的研究,即使对比常见的肝动脉灌注疗法,离体肝脏灌注也可以接受 5 倍于肝动脉灌注的给药浓度。介于这个显而易见的优点,离体肝脏灌注在化疗领域的使用正在逐步增加。

Creech 等在 1958 年设计了一个犬的离体肝脏灌注模型,并进行了高剂量化学药物的灌注。Robert 等于 1960 年首次将此技术应用于人类患者,他们使用氮芥作为灌注剂对 5 名患者进行了离体肝脏灌注,最终在 2 名患者中取得了一定的疗效,这显示出了该项技术应用的潜能所在,引发了临床医师的关注,在之后的一段时间中,也出现了零星的文献报道。但是由于其操作的复杂性以及同时期技术水平不成熟所引发的高风险,使其发展落后于其他的区域性治疗。该技术真正意义上的兴起,源于 20 世纪 90 年代报道的运用此法隔离肢体灌注治疗黑色素瘤的成功,越来越多的临床医师将其运用在治疗由黑色素瘤、神经内分泌瘤、结直肠癌等引发,并且难以依靠单纯手术切除治疗的肝脏转移癌。

在原发病选择方面,目前 IHP 多用于结直肠癌和黑色素瘤的治疗方面。因为只有为数不多的治疗中心提供 IHP 治疗,所以目前并没有一个公认的完整 IHP 治疗指南。从目前 IHP 设计的初衷来看,其可用于作为普通治疗的辅助,也可以用于对于那些不可切除且不耐受全身性化疗的患者,有文献报道甚至可以用于肿瘤面积占据肝脏体积 80% 的肝脏转移性肿瘤的治疗,Liselot 等报告了 154 例 IHP 患者中,一般平均操作耗时 8~9 小时,平均住院周期 11~13 天。但是作为一项技术要求较高的手术操作,通常对于患者选择也较为严格,目前一般多开展与不可切除类的肝脏肿瘤。BA 等在患者选择方面提出,入选条件应为:①年龄<70 岁且身体状态良好;②术前检查胆红素水平<1.5mg/dl,血小板计数>100 000;③没有肝硬化/门脉高压症;④术前常规进行一定剂量的化疗;⑤手术过程中经过探查评估可以进行 IHP 治疗。

三、离体肝脏灌注治疗操作简介

传统 IHP 的操作可大致分为以下几部分:①开腹探查:IHP 采用常规气管内插管全身麻醉,并在常规开腹探查术中评估肝外疾病以及肝脏病变水平;②肝叶分离以及必要静脉结扎:仔细分离左、右三角韧带以及镰状、冠状韧带,将肝左右叶于横膈分离,打开后腹膜将下腔静脉(inferior vena cava,IVC)分离至肾静脉水平,结扎下腔静脉腹膜后静脉分支和右肾上腺静脉,其中需要注意的是,在分离下腔静脉和结扎其分支的时候,不要遗漏任何分支,以免灌注过程中灌注液通过遗漏的下腔静脉分支进入体循环,并且进行预防性胆囊切除术以及门静脉周围的淋巴结探查;③体外循环的建立:分别自左股静脉插管至肾下段下腔静脉和颈静脉插管至上腔静脉,建立体外循环,以保证 IHP 过程中部分 IVC 被隔离的情况下的全身血液系统循环;④IHP 灌注循环的建立:从肝总动脉(common hepatic artery,CHA)处 1~2cm 分离出胃十二指肠动脉(gastroduodenal artery,GDA),钳夹肝门区,确保除胃十二指肠动脉外的肝总动脉,胆管和中心静脉的钳闭,仅开放胃十二指肠动脉的入肝血流,然后远端结扎胃十二指肠动脉,自近端胃十二指肠动脉插管作为灌注入口,自右股静脉插管作为灌注出口,并在肾上腺水平的 IVC 段放置止血带并钳夹,至此 IHP 灌注系统建立完毕(图 9-1)。

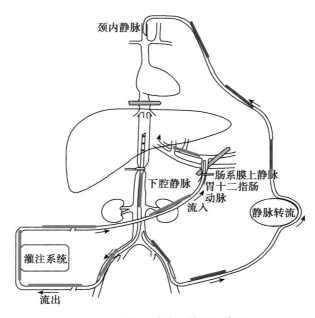

图 9-1 IHP 系统建立简要示意图

当灌注开始时,灌注液流量一般控制在 600~1 200ml/min,通过加热装置维持肝脏温度在 40℃,灌注动脉血压维持在 110~200mmHg。当肝脏温度维持在 40℃并确定好灌注参数时,便可以从近端胃十二指肠动脉灌注入口处灌注入加入化疗药物的灌注液,一般灌注液体积大约为 1L,由灌注药物配比液,500~700ml 乳酸林格氏液,浓缩红细胞 1~2u,3 000U 的肝素以及 20~40mg 的 $NaHCO_3$ 构成。在进行 1 小时的灌注后,使用 1.5L 的晶体液和 1.5L 的胶体液配比成 3L 的冲洗液进行冲洗。冲洗结束后开放肝门部的钳夹,并且去除所有套管,即可结束 IHP 操作。

IHP 与其他方式相比,最突出的优点在于定向肝组织可以维持高浓度给药量的同时,也避免了体循环药物进入所引起的毒副作用。在 IHP 过程中,一旦灌注液体渗漏,其中所含的高浓度药物会引发严重的毒副作用甚至致人死亡。导致渗漏最主要的原因就是在结扎 IVC 分支的过程中,漏过了某些未察觉到的分支,从而使灌注液通过其进入体循环。所以决定 IHP 成败的关键因素之一就是检测灌注过程中有无液体渗漏。Barker 等运用人血清白蛋白标记监测技术,使用 [131]I 作为监测物,研发了 IHP 术中连续监控系统。其操作方法为 IHP 循环建立后,在体循环中注射少量 ^{131}I,并在 IHP 循环中注射 10 倍体循环 [131]I 量,然后持续监测体循环中的 ^{131}I,如果泄漏发生,大约 10% 的泄漏量即可使得体循环中 [131]I 监测数值翻倍,灵敏度较高。一旦发现情况后,可以即刻切断 IHP 过程,可以很好地避免大量高浓度药物通过灌注液进入体循环后所产生的危害。

传统 IHP 系统需要进行复杂的手术操作,花费昂贵而且患者恢复时间较长,随着 IHP 运用的增加,寻找一种更为微创化的 IHP 手段成为外科医师的迫切需求。在这个前提下,经皮

IHP 系统应运而生,与传统 IHP 系统相比,它有着更简便的操作,更少的花费以及住院恢复周期,结合以上优点,经皮 IHP 系统的应用日益兴起。

经皮 IHP 技术于 20 世纪 90 年代初期被提出,它也在全身麻醉下进行。Pingpank 等设计的操作方法为,在介入设备监视下,从左股处穿刺至肝动脉作为药物灌注通道。用一个带双气囊的 IVC 导管介入装置,头部的气囊阻滞 IVC 的上段,尾部的气囊阻滞下段,用来阻滞肝血流出道。尾部气囊从右股静脉置管引流出体外,作为灌注流出通道,末段连接加热泵以及细胞毒性过滤器,加热器末段分为两支,一支连接滤芯用来过滤循环中的细胞毒性成分,另一只直接夹闭并与滤芯管道汇合,分支汇合处通过管道置入右颈内静脉恢复体循环。药物注射—肝脏—加热泵—滤网—颈静脉的环路,初期关闭灌注通道以及过滤器通道,待加热泵工作至循环温度稳定在 40℃ 时,即可开放灌注通道和过滤器通道开始灌注(图 9-2)。其运用经皮 IHP 法在 28 个患者身上进行了 74 次经皮 IHP 治疗,发现对比于传统全身性化疗,经皮 IHP 的化疗药物剂量可以提升至 10 倍以上,而且安全有效无致死致残情况发生。

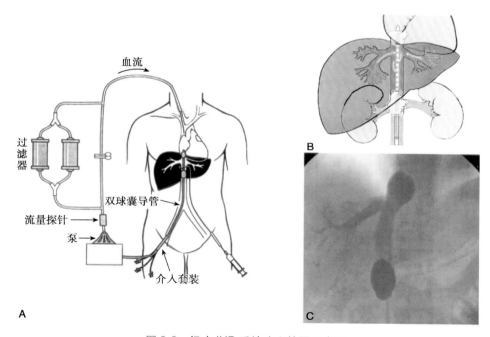

图 9-2　经皮 IHP 系统建立简要示意图

于此同时,IHP 联合肝动脉药物灌注(hepatic artery infusion,HAI)的使用也取得了一定的成果。Bartlett 等在其临床研究中提出,51 位患有不可切除结直肠癌肝转移患者中,32 位只进行 IHP 治疗的患者平均存活时间为 16 个月,而另外 19 位在 IHP 治疗后又接受了 HAI 治疗的患者平均存活时间为 27 个月。Alexander 等也进行了相应的临床治疗研究,发现 25 名接受 IHP 和 HAI 双重治疗的患者,在症状缓解和生存时间方面,也有着一定幅度的提高。综上所述,IHP 联合 HAI 治疗,可能会是将来临床治疗方面的一个发展方向。

四、离体肝脏灌注方式优化与常见药物

IHP 的目的是将高浓度的药物不进入体循环的情况下,在局部肝脏组织凝聚以达到化疗效果。为了达到这个目的,IHP 模型的建立和灌注方式优化以及药物的选择都是重要的

组成部分,前者可以保证药物在肝脏的灌注而避免进入体循环,后者可以确保药物能发挥最大作用。

Alexander 等将 IHP 患者分为两组,灌注过程中一组使用肿瘤坏死因子(tumor necrosis factor,TNF)而另一组不使用,并用^{131}I 进行标记。发现使用 TNF 组的患者^{131}I 在 IHP 操作后,相对于正常肝脏组织,肝脏肿瘤组织中存在明显聚集情况,他们认为肿瘤坏死因子可以与化疗药物马法兰协同作用,在增加血管通透性的同时,也更好的可以损伤肿瘤的新生血管组织。而另一个增加血管通透性的研究关注方向是灌注液加热,Gnant 等在动物 IHP 模型中发现,相对于灌注液不加热组,加热组的血管通透性最大增加了 5 倍以上。而且增加倍数与温度变化相关,在 41℃时血管通透性达到了顶峰,大于或小于此温度均无法达到最佳效果。而且灌注液加热不只能提高血管通透性,在其他方面也起到了一定的正向作用。Skitzki 等研究发现灌注液加热可以增强免疫系统对肿瘤的杀伤反应。Engin 等发现灌注液加热可以增加灌注区血液循环从而增加药效,Nagata 等发现在进行灌注液加热后,再次进行肿瘤射频消融术可以显著提高效果,Zhang 等发现灌注液加热 IHP 后,进行全身系统化疗也取得了不错的效果。随着对灌注液加热方式以及程度的不断研究,目前全球各大 IHP 治疗中心均提倡在灌注时保持 40℃的加热温度以提高效果。

药物选择方面,除了针对肿瘤类型选择药物之外,现有研究多集中于药物毒性方面。目前普遍认为药物毒性反应有三个原因:①灌注液加热直接导致;②化疗药物本身毒性导致;③化疗药物泄漏至体循环导致。但是因为 IHP 开展较少,所以目前尚无明确共识,仅从目前查询到的最大样本量文献显示,相关损伤指标胆红素及转氨酶在 IHP 术后 3 天达到峰值,术后 7 天恢复术前数值,而 3 级和 4 级肝脏损伤的比率占到 40%~70%,而且部分患者出现了门脉压升高以及血管闭塞性病变,但是进一步机制尚无研究,有待完善。目前 IHP 常用的灌注用药物有 5-氟尿嘧啶(5-Fu),丝裂霉素 C(mitomycin C),马法兰(melphalan),肿瘤坏死因子(tumor necrosis factor)以及奥沙利铂(oxaliplatin)等。

5-氟尿嘧啶至今仍是结直肠癌化疗的一线用药,早在 20 世纪 80 年代在 IHP 治疗领域就有零星报道,目前多家 IHP 治疗中心推荐 5-Fu 联合奥沙利铂使用,能取得更好的效果。

丝裂霉素 C 是被广泛使用在全身系统化疗的烷化剂之一。Aigner 在 IHP 治疗结直肠癌中首次将其作为 5-Fu 的辅助用药使用,对比那些单用 5-Fu 的 IHP 患者,丝裂霉素 C 和 5-Fu 联合应用在疗效方面取得了很好的效果。但是伴随着丝裂霉素 C 在 IHP 中应用的不断增加,也有学者报道了其在 IHP 使用过程中的严重毒副作用,诸如许多患者术后因为出现血管闭塞性疾病而死亡等,现在已经逐步被马法兰代替应用。

马法兰也是经典的烷基化药物,一直广泛用于治疗多种骨髓瘤。Lienard 等人在 20 世纪 90 年代将马法兰用于 IHP 治疗黑色素瘤和恶性间叶肿瘤并取得一定效果,促使了 IHP 技术在肝转移肿瘤研究事业的发展。除此之外,该研究还提出了剂量依赖效应在 IHP 中的应用,也促使了灌注加热这个优化 IHP 操作进程的研究。Bartlett 等在研究中更是发现,相对于全身系统化疗,IHP 可使用的最大马法兰剂量可以增加到 18 倍之多,这大大提高了 IHP 的疗效。这个发现也奠定了 IHP 大剂量用药的治疗方向。除此之外,多家 IHP 治疗中心也将其与其他药物联用,也取得了不错的效果。

TNF 作为内源性炎性因子被广泛研究,并发现其存在损伤肿瘤血管组织,增加血管通透性以及损伤肿瘤内皮细胞,诱导肿瘤坏死的作用。但是在临床仅使用 TNF 进行全身系统性化疗时,并未发现抗肿瘤效果,且存在一定毒副作用。Lienard 将其首次结合 IHP 用于治疗黑色素瘤,并取得了一定的效果。因为其与马法兰存在协同作用,所以更多时候结合马法兰共同使用。而且最近有学者研究指出,TNF 在 IHP 中诱发的血管通透性增加,可能与肿瘤的血管的分化程度正相关,对比起黑色素瘤来说,TNF 可能在血管分化更丰富的诸如结直肠癌肝转移中效果更好。

奥沙利铂可与 DNA 反应形成铂链加合物,铂原子嵌合于 DNA 内部两个相邻的鸟嘌呤或者腺嘌呤之间,并使其断裂,从而阻断其复制和转录,产生细胞毒作用和抗肿瘤活性。目前其常与 5-Fu 和甲酰四氢叶酸联合使用作为治疗结直肠癌的一线化疗药物。Synold 等发现,相对于传统全身系统性化疗,奥沙利铂在 IHP 中最大使用量提高了 15 倍,且两组之间肝功能损害并无特殊差异,而且 IHP 患者术后体内未检测出铂离子,提示了其在 IHP 中大剂量使用下的安全性。

五、离体肝脏灌注在目前临床疾病上的应用

随着技术的不断改进,IHP 已经在治疗肝转移癌方面取得了一定的成果。其在结直肠癌肝转移,黑色素瘤肝转移,神经内分泌瘤肝转移,乳腺癌肝转移,恶性间叶肿瘤肝转移,肾细胞癌肝转移,胃肠间质瘤肝转移等治疗方面均有报道。目前 IHP 应用最多的是结直肠癌肝转移,黑色素瘤肝转移以及神经内分泌瘤肝转移的治疗。下面就此三类应用加以简介。

结直肠癌是世界上最常见的癌症之一,结直肠癌在我国恶性肿瘤发病排名中位列第三,且发病率近几年呈上升趋势,由于结直肠癌早期诊断率很低,约 60% 患者确诊时即为 Ⅱ 期和 Ⅲ 期,给患者家庭及社会带来了沉重的经济负担。而结直肠癌患者中有 20%~50% 的患者会出现肝转移,这些肝转移患者如果未经治疗,中期生存时间只有 4~12 个月。据文献报道仅有不到 20% 的结直肠癌肝转移患者能够完全切除癌变组织。

在这种情况下,全身系统性化疗成为了这些患者的首选治疗方法,但是其治疗效果往往达不到预期目标。而 IHP 的应用则提供了一个效果更佳的治疗方案,在缓解病情延长存货时间的同时,也给病情缓解后复行手术切除病患来延长存活时间提供了一个希望。目前在实体肿瘤采用 IHP 治疗中,结直肠癌肝转移的治疗是研究数量最多的。一系列的临床报道证实了其疗效和延长生存时间的作用。在 Van 等开展的单一的病例对照研究中,将患者分为四组,分别使用 IHP 配合马法兰,全身系统化疗配合卡培他滨,伊立替康以及奥沙利铂进行治疗,最后发现 IHP 配合马法兰组获得了更高的中位生存时间。Alexander 等用时 11 年,对 120 名不可切除的结直肠癌肝转移患者进行 IHP 治疗进行了详细的临床 Ⅰ 期和 Ⅱ 期实验,其中 IHP 术中死亡率为 4%,61% 的患者取得了一定的疗效,中位生存时间 17.4 个月,两年以上存活率为 34%,再次证实了 IHP 在结直肠癌肝转移方面的治疗效果。此外其他治疗方法和多药物联合应用也在结直肠癌肝转移的 IHP 治疗中不断发展,Alexander 在后续研究中,将 25 名患者首先进行 IHP 治疗,再进行 HAI 配合伊立替康,5-Fu 和甲酰四氢叶酸使用,也取得了不错的效果。

黑色素瘤是由皮肤和其他器官黑素细胞产生的肿瘤。虽其发病率低,但其恶性度高,转移发生早,死亡率高,因此早期诊断、早期治疗很重要。恶性黑色素瘤大多发生于成人,巨大性先天性色素痣继发癌变的病例多见于儿童。其中葡萄膜恶性黑色素瘤是恶性程度最高的一种,肝脏是其转移的好发部位,约 90% 的患者会出现肝转移,一年内死亡率为 80%,两年内死亡率为 90%,中位生存时间则只有 6 个月。皮肤黑色素瘤则较少转移至肝脏,据统计只有 10%~25% 的肝转移率,但是一旦发生肝转移,患者的预后也较差。全身系统性化疗和化学

免疫疗法在当前的治疗中,有效率较低,在部分研究中甚至不足 5%,且中位生存时间只有 5~12 个月。肝转移灶切除是预期能提高生存时间的方法,但是仅有少部分人能进行外科干预治疗,而且在进行切除治疗的患者之中,复发率又居高不下,这揭示了单纯依靠手术治疗黑色素瘤肝转移的失败。

在这种情况下,HAI 治疗成为了首选方案,经研究证实,其可以达到 40% 的有效率且中位生存时间可以延长到 14 个月。IHP 也逐步应用在该疾病的治疗之中。Alexander 等在 29 位不可切除的黑色素瘤肝转移患者中,使用了 IHP 配合马法兰治疗,相对于其他 20 位未经 IHP 治疗的患者,有效率达到了 62%,整体生存时间均超过了 1 年,且乳酸脱氢酶<160U/L,最大肝转移灶<7cm,证实了 IHP 在治疗黑色素瘤肝转移方面的有效性。而在另一项研究中,Rizell 等将 27 位患者分为单独全身系统性化疗组,IHP 单独配合马法兰组和 IHP 配合马法兰以及 TNF 和顺铂三组,经过对比,使用 IHP 的两组患者取得了不错的疗效,而 IHP 配合马法兰以及 TNF 和顺铂组则疗效更佳,甚至有 5 名患者达到了 45 个月的存活时间,这对于黑色素瘤肝转移这个致命性疾病来说,是个巨大的成就。

神经内分泌肿瘤较为罕见,在全部恶性肿瘤中的比例不足 1%。是起源于神经内分泌细胞的肿瘤。神经内分泌细胞是机体内具有神经内分泌表型,可以产生多种激素的一大类细胞。大部分神经内分泌肿瘤为散发,其确切病因目前尚不清楚。但有一小部分神经内分泌肿瘤的发生与遗传因素有关,涉及一些基因的缺失与突变,例如多发性内分泌腺瘤(multiple endocrine neoplasia,MEN)、林道综合征(vonhippel-lindausyndrome,VHLsyndrome)等。尽管其发病率不高,但是肝转移却非常普遍。目前手术切除是治疗神经内分泌瘤肝转移的一线疗法,但遗憾的是,国外一项研究表明,86% 的确诊患者存在无法手术切除的情况。Kouvaraki 等运用全身系统性化疗对其进行治疗,发现效果欠佳。射频消融也被应用于出现肝转移的神经内分泌瘤的治疗,Akyildiz 等通过对 89 例患者进行射频消融治疗,使其中位生存时间延长到了 6 年,取得了不错的效果。但是射频消融技术最大的阻碍就在于对于肝转移灶体积较大者无法使用。此时 IHP 治疗便成为了首选方法。Grover 使用 IHP 配合马法兰以及 TNF,在 13 名患者中进行了治疗,患者的中位生存时间延长到了 48 个月,获得了一定的效果。虽然 IHP 在目前文献查询结果中,效果不如射频消融治疗,但是考虑其更宽的适用范围,可作为二线治疗手段使用。

六、离体肝脏灌注治疗的前景及展望

从 20 世纪 IHP 治疗技术的兴起,到现在已经有近一百年的发展历史。在这段时间中,运用 IHP 治疗不可切除肝转移疾病的治疗方案被越来越多的临床医师采纳并不断地加以改进。但是值得注意的是,因为各种方面的不完善加之其技术要求较高,所以目前能开展此项技术的国际性治疗中心还较为缺乏。不过伴随着科学技术的不断发展以及临床医师认知的不断提高,IHP 技术会在未来的临床应用方面展现出更宽广的前景。目前 IHP 的前瞻性研究主要集中在寻找更优秀的化疗药物,更好的协同治疗方案,联合基因疗法以及改进现有 IHP 模型建立方法等方面。

在寻找更优秀的化疗药物方面,目前可以使用的全身系统性化疗药物有许多种,但是由于 IHP 要求药物能在肝脏组织中吸收并发挥作用,所以目前可使用的 IHP 药物较少,诸如伊立替康等许多优秀的全身化疗药无法应用在其中。目前已有学者在大鼠 IHP 模型中进行伊立替康药代动力学以及细胞毒性研究,并希望能改进流程,最终将此类药物用于临床试验。

也有许多药物诸如福莫司汀在 HAI 治疗中已取得了不错的进展,但是在 IHP 治疗中尚未有报道,此类药物也是未来 IHP 临床应用中值得研究的方向。在寻找更好的协同治疗方案方面,IHP 结合其他诸如全身系统性化疗,RFA,HAI 等已有一定数量的报道,另外 IHP 本身的化疗药物诸如马法兰和 TNF 相配伍也有文献提出了支持,在未来研发过程中,相信还有更多效果更佳的 IHP 药物配比方案以及更多的区域或者整体治疗方案与 IHP 相配合,发挥更好的临床治疗作用。

基因治疗是现代医学的热门研究项目,有着巨大的发展空间并且在许多领域已经取得了不俗的成绩。目前已有学者将 IHP 与基因治疗相结合,改变了一定的基因结构并通过病毒载体将其导入后,结合 IHP 在葡萄膜恶性黑色素瘤的临床治疗方面取得了一定的进展。虽然目前此类研究较为缺乏,但是伴随着基因治疗的趋势,相信越来越多的此方向研究会给我们提供更佳的治疗方案。

此外更佳的 IHP 模型建立方法也是未来的探索重点之一。传统 IHP 模型操作复杂,花费高昂,恢复时间较长且存在一定的失败率,正是这些原因促使了介入操作下经皮 IHP 模型构建方法的诞生,但是现有模型依旧存在各种各样的缺点,相信在未来临床医师的不断努力下,更简易化,安全化以及微创化的 IHP 模型会被构建出来,从而使得 IHP 的应用推广更加的安全和普遍。

(任志刚　谢海洋　郑俊　郑树森)

关 键 要 点

1. IHP 治疗在不可切除肝转移癌中逐步兴起。

2. IHP 治疗的适应证,操作方法,仪器制备,药物选择和流程制备方面均有待进一步完善。

参 考 文 献

1. Pentecost M. Transcatheter treatment of hepatic metastases[J]. American journal of roentgenology,1993,160(6):1171-1175.

2. Shida H,Ban K,Matsumoto M,et al. Continuous intraarterial infusion of 5-fluorouracil plus leucovorin for liver metastases from colorectal cancer[J]. Gan to Kagaku Ryoho Cancer & Chemotherapy,1995,22(2):221-225.

3. Lorenz M,Muller H-H. Randomized,multicenter trial of fluorouracil plus leucovorin administered either via hepatic arterial or intravenous infusion versus fluorodeoxyuridine administered via hepatic arterial infusion in patients with nonresectable liver metastases from colorectal carcinoma[J]. Journal of clinical oncology,2000,18(2):243-243.

4. DeVita V. Dose-response is alive and well[J]. Journal of Clinical Oncology,1986,4(8):1157-1159.

5. De Brauw L,Marinelli A,Van de Velde C,et al. Pharmacological evaluation of experimental isolated liver perfusion and hepatic artery infusion with 5-fluorouracil[J]. Cancer research,1991,51(6):1694-1700.

6. Creech Jr O,Krementz E,Ryan RF,et al. Chemotherapy of cancer:regional perfusion utilizing an extracorporeal circuit[J]. Annals of surgery,1958,148(4):616.

7. Ausman RK. Development of a technic for isolated perfusion of the liver[J]. New York state journal of medicine,1961,61:3993.

8. Schwemmle K, Link K, Rieck B. Rationale and indications for perfusion in liver tumors：current data［J］. World journal of surgery, 1987, 11(4)：534-540.

9. Aigner K, Walther H, Tonn J, et al. First experimental and clinical results of isolated liver perfusion with cytotoxics in metastases from colorectal primary［A］. In：Vascular Perfusion in Cancer Therapy：Springer, 1983：99-102.

10. Alexander Jr HR, Butler CC. Development of isolated hepatic perfusion via the operative and percutaneous techniques for patients with isolated and unresectable liver metastases［J］. The Cancer Journal, 2010, 16(2)：132-141.

11. Feldman ED, Wu PC, Beresneva T, et al. Treatment of patients with unresectable primary hepatic malignancies using hyperthermic isolated hepatic perfusion［J］. Journal of gastrointestinal surgery, 2004, 8(2)：200-207.

12. van Iersel LB, Gelderblom H, Vahrmeijer AL, et al. Isolated hepatic melphalan perfusion of colorectal liver metastases：outcome and prognostic factors in 154 patients［J］. Annals of oncology, 2008, 19(6)：1127-1134.

13. Boone BA, Bartlett DL, Zureikat AH. Isolated hepatic perfusion for the treatment of liver metastases［J］. Current problems in cancer, 2012, 36(2)：27-76.

14. Barker WC, Andrich MP, Alexander HR, et al. Continuous intraoperative external monitoring of perfusate leak using iodine-131 human serum albumin during isolated perfusion of the liver and limbs［J］. European journal of nuclear medicine, 1995, 22(11)：1242-1248.

15. Miao N, Pingpank JF, Alexander HR, et al. Percutaneous hepatic perfusion in patients with metastatic liver cancer：anesthetic, hemodynamic, and metabolic considerations［J］. Annals of surgical oncology, 2008, 15(3)：815-823.

16. Beheshti MV, Denny DF, Glickman MG, et al. Percutaneous isolated liver perfusion for treatment of hepatic malignancy：preliminary report［J］. Journal of Vascular and Interventional Radiology, 1992, 3(3)：453-458.

17. Curley SA, Byrd DR, Newman RA, et al. Hepatic arterial infusion chemotherapy with complete hepatic venous isolation and extracorporeal chemofiltration：a feasibility study of a novel system［J］. Anti-cancer drugs, 1991, 2(2)：175-184.

18. Pingpank JF, Libutti SK, Chang R, et al. Phase I study of hepatic arterial melphalan infusion and hepatic venous hemofiltration using percutaneously placed catheters in patients with unresectable hepatic malignancies［J］. Journal of clinical oncology, 2005, 23(15)：3465-3474.

19. Bartlett DL, Libutti SK, Figg WD, et al. Isolated hepatic perfusion for unresectable hepatic metastases from colorectal cancer［J］. Surgery, 2001, 129(2)：176-187.

20. Alexander Jr HR, Libutti SK, Pingpank JF, et al. Isolated hepatic perfusion for the treatment of patients with colorectal cancer liver metastases after irinotecan-based therapy［J］. Annals of surgical oncology, 2005, 12(2)：138-144.

21. Alexander HR, Brown CK, Bartlett DL, et al. Augmented capillary leak during isolated hepatic perfusion (IHP) occurs via tumor necrosis factor-independent mechanisms［J］. Clinical cancer research, 1998, 4(10)：2357-2362.

22. Gnant MF, Noll LA, Terrill RE, et al. Isolated hepatic perfusion for lapine liver metastases：impact of hyperthermia on permeability of tumor neovasculature［J］. Surgery, 1999, 126(5)：890-899.

23. Skitzki JJ, Repasky EA, Evans SS. Hyperthermia as an immunotherapy strategy for cancer［J］. Current opinion in investigational drugs (London, England：2000), 2009, 10(6)：550.

24. Engin K. Biological rationale and clinical experience with hyperthermia［J］. Controlled clinical trials, 1996, 17(4)：316-342.

25. Nagata Y, Hiraoka M, Nishimura Y, et al. Clinical results of radiofrequency hyperthermia for malignant liver tumors［J］. International Journal of Radiation Oncology Biology Physics, 1997, 38(2)：359-365.

26. Zhang L, Yang Y, Wei X, et al. Reversing adriamycin resistance of human breast cancer cells by hyperthermia

combined with Interferon alpha and Verapamil[J]. Journal of experimental & clinical cancer research：CR，2007，26(2)：201-207.

27. Alexander Jr HR，Bartlett DL，Libutti SK，et al. Analysis of factors associated with outcome in patients undergoing isolated hepatic perfusion for unresectable liver metastases from colorectal center[J]. Annals of surgical oncology，2009，16(7)：1852-1859.

28. Marinelli A，Vahrmeijer A，Van de Velde C. Phase I/II studies of isolated hepatic perfusion with mitomycin C or melphalan in patients with colorectal cancer hepatic metastases[A]. In：Isolated Liver Perfusion for Hepatic Tumors：Springer，1998：83-94.

29. Lienard D，Ewalenko P，Delmotte J-J，et al. High-dose recombinant tumor necrosis factor alpha in combination with interferon gamma and melphalan in isolation perfusion of the limbs for melanoma and sarcoma[J]. Journal of clinical oncology，1992，10(1)：52-60.

30. van Etten B，De Vries M，Van Ijken M，et al. Degree of tumour vascularity correlates with drug accumulation and tumour response upon TNF-α-based isolated hepatic perfusion[J]. British journal of cancer，2003，88(2)：314-319.

31. Synold TW，Takimoto CH，Doroshow JH，et al. Dose-escalating and pharmacologic study of oxaliplatin in adult cancer patients with impaired hepatic function：a National Cancer Institute Organ Dysfunction Working Group study[J]. Clinical cancer research，2007，13(12)：3660-3666.

32. Lahr CJ，Soong S-J，Cloud G，et al. A multifactorial analysis of prognostic factors in patients with liver metastases from colorectal carcinoma[J]. Journal of Clinical Oncology，1983，1(11)：720-726.

33. Nesbitt C，Glendinning R，Byrne C，et al. Factors that influence treatment strategies in advanced colorectal cancer[J]. European Journal of Surgical Oncology (EJSO)，2007，33：S88-S94.

34. van Iersel L，Koopman M，van de Velde C，et al. Management of isolated nonresectable liver metastases in colorectal cancer patients：a case-control study of isolated hepatic perfusion with melphalan versus systemic chemotherapy[J]. Annals of oncology，2010，21(8)：1662-1667.

35. Papastefanou VP，Cohen VM. Uveal melanoma. Journal of skin cancer，2011，2011.

36. Albert DM，Ryan LM，Borden EC. Metastatic ocular and cutaneous melanoma：a comparison of patient characteristics and prognosis[J]. Arch Ophthalmol，1996，114(1)：107-108.

37. Avril MF，Aamdal S，Grob JJ，et al. Fotemustine compared with dacarbazine in patients with disseminated malignant melanoma：a phase III study[J]. J Clin Oncol，2004，22(6)：1118-1125.

38. Pyrhonen S，Hahka-Kemppinen M，Muhonen T，et al. Chemoimmunotherapy with bleomycin，vincristine，lomustine，dacarbazine (BOLD)，and human leukocyte interferon for metastatic uveal melanoma[J]. Cancer，2002，95(11)：2366-2372.

39. Caralt M，Marti J，Cortes J，et al. Outcome of patients following hepatic resection for metastatic cutaneous and ocular melanoma[J]. J Hepatobiliary Pancreat Sci，2011，18(2)：268-275.

40. Peters S，Voelter V，Zografos L，et al. Intra-arterial hepatic fotemustine for the treatment of liver metastases from uveal melanoma：experience in 101 patients[J]. Ann Oncol，2006，17(4)：578-583.

41. Alexander HR，Jr LS，Pingpank JF，et al. Hyperthermic isolated hepatic perfusion using melphalan for patients with ocular melanoma metastatic to liver[J]. Clin Cancer Res，2003，9：6343-6349.

42. Rizell M，Mattson J，Cahlin C，et al. Isolated hepatic perfusion for liver metastases of malignant melanoma[J]. Melanoma Res，2008，18(2)：120-126.

43. Eriksson B，Arnberg H，Lindgren PG，et al. Neuroendocrine pancreatic tumours：clinical presentation，biochemical and histopathological findings in 84 patients[J]. J Intern Med，1990，228(2)：103-113.

44. Kouvaraki MA，Ajani JA，Hoff P，et al. Fluorouracil，doxorubicin，and streptozocin in the treatment of patients with locally advanced and metastatic pancreatic endocrine carcinomas[J]. J Clin Oncol，2004，22(23)：

4762-4771.

45. Akyildiz HY, Mitchell J, Milas M, et al. Laparoscopic radiofrequency thermal ablation of neuroendocrine hepatic metastases：long-term follow-up［J］. Surgery,2010,148(6)：1288-1293；discussion 1293.

46. Grover AC, Libutti SK, Pingpank JF, et al. Isolated hepatic perfusion for the treatment of patients with advanced liver metastases from pancreatic and gastrointestinal neuroendocrine neoplasms［J］. Surgery, 2004, 136(6)：1176-1182.

47. Farabos C, Haaz MC, Gires P, et al. Hepatic extraction, metabolism, and biliary excretion of irinotecan in the isolated perfused rat liver［J］. Journal of pharmaceutical sciences, 2001, 90(6)：722-731.

48. Varghese S, Xu H, Bartlett D, et al. Isolated hepatic perfusion with high-dose melphalan results in immediate alterations in tumor gene expression in patients with metastatic ocular melanoma［J］. Annals of surgical oncology, 2010, 17(7)：1870-1877.

第十章

连续性肾脏替代疗法

连续性肾脏替代治疗（continuous renal replacement therapy，CRRT）是指一系列体外血液净化的治疗技术，是所有连续、缓慢清除水分和溶质治疗方式的总称。传统 CRRT 技术每天持续治疗 24 小时，目前临床上常根据患者病情治疗时间做适当调整。CRRT 延长了血液净化治疗时间而降低了单位时间的治疗效率，使血液中溶质浓度及容量变化对机体的影响降到最低，同时采用高通透性、生物相容性好的滤器，为重症患者的救治提供了极其重要的内稳态平衡。CRRT 的治疗目的已不仅仅局限于替代功能受损的肾脏，近来更拓展到常见危重疾病的救治，成为各种危重病救治中最重要的支持措施之一，在重症肝炎、肝衰竭的支持治疗中有着极其重要的地位。目前主要包括以下技术：

1. 缓慢连续超滤（slow continuous ultrafiltration，SCUF）
2. 连续性静-静脉血液滤过（continuous venovenous hemofiltration，CVVH）
3. 连续性静-静脉血液透析滤过（continuous venovenous hemodiafiltration，CVVHDF）
4. 连续性静-静脉血液透析（continuous venovenous hemodialysis，CVVHD）
5. 连续性高通量透析（continuous high flux dialysis，CHFD）
6. 连续性高容量血液滤过（high volume hemofiltration，HVHF）
7. 连续性血浆滤过吸附（continuous plasmafiltration adsorption，CPFA）

第一节　连续性肾脏替代治疗的发展历史

1960 年，Scribner 等人首先提出了 CRRT 的概念，但直到 1977 年，Peter Kramer 才将第一例 CRRT 成功应用于临床。他将血透导管分别插入患者的股动脉和股静脉，在动静脉管路之间放置一个血液滤过器，由患者心脏产生的血流压力驱动血液以 100ml/min 的速度通过滤器产生超滤，并用电解质溶液置换超滤液回输入体内，称之为"连续性动静脉血液滤过（CAVH）"。CAVH 治疗的优点是不需要专门的血透机，且对患者的液体管理效果好，缺点是毒素清除效率不高，且容易受到患者血流动力学变化的影响，常导致体外凝血。随着双腔静脉导管和血泵技术的成熟，连续性静脉静脉血液滤过（CVVH）和连续性静脉血液透析滤过（CVVHDF）等技术逐渐取代 CAVH 成为 CRRT 的主流治疗方式。新的治疗模式可以达到更快的血液流速和更高的透析效率，可以更好地纠正患者的严重病理生理紊乱状态。

最初超滤量控制和置换液输送都是通过手动调控的，之后称重传感器、电子夹以及电脑控制的自动液体平衡系统被应用于 CRRT 技术，使液体平衡控制更加精准化。专业化 CRRT

平台的问世,具备完善的安全监测系统和液体平衡控制系统,且系统会定时更新处方超滤量和实际超滤量,不断修正,减少超滤误差;同时,用户界面的出现也进一步简化了操作,治疗安全性提高。可以将血流速度提升到450ml/min,且误差控制在2%以内,透析液及置换液流量可达8~10L/h,滤出液流量可达20~25L/h,液体平衡误差控制在0.3%以内。这些技术的进步使得CRRT治疗安全性得以大幅度提高。

第二节　原理及适应证

一、连续性肾脏替代治疗原理

CRRT的溶质清除主要方式有3种:弥散、对流及吸附。不同治疗模式下的溶质清除机制不同:血液透析以弥散清除为主,血液滤过以对流及部分吸附清除为主,而免疫吸附及血液灌注则以吸附为主要清除方式。不同物质的清除方式也不同,小分子物质弥散清除效果好,而中、大分子物质则以对流及吸附清除效果好。因此,需根据不同的临床需要选择恰当的治疗模式,并确定治疗剂量。SCUF和CVVH用于清除过多液体为主的治疗;CVVHD用于高分解代谢需要清除大量小分子溶质的患者;CHFD适用于急性肾衰竭伴高分解代谢者;CVVHDF有利于清除炎症介质,适用于脓毒症患者;CPFA主要用于去除内毒素及炎症介质(表10-1,图10-1)。

二、连续性肾脏替代治疗适应证与禁忌证

1. 肾性适应证　各种急、慢性肾功能衰竭时的肾替代治疗:重症病人发生急性肾功能衰竭需要持续清除过多水或毒性物质,或者慢性肾功能衰竭,合并下列情况时即可开始行CRRT治疗:①少尿(<200ml/12h);②无尿(12小时);③高钾血症(K^+>6.5mmol/L);④重度酸中毒;⑤器官水肿(尤其是肺水肿);⑥尿毒性脑病;⑦尿毒性心包炎;⑧尿毒性神经病变/心肌病变;⑨重度电解质紊乱。

表 10-1　CRRT 常用治疗模式比较

	SCUF	CVVH	CVVHD	CVVHDF
血流量(ml/min)	50~100	50~200	50~200	50~200
透析液流量(ml/min)	–	–	10~20	10~20
清除率(L/24h)	–	12~36	14~36	20~40
超滤率(ml/min)	2~5	8~25	2~4	8~12
中分子清除力	+	+++	–	+++
血滤器/透析器	高通量	高通量	低通量	高通量
置换液		需要		需要
溶质转运方式		对流	弥散	对流+弥散
有效性	清除液体	清除较大分子物质	清除小分子物质	清除中小分子物质

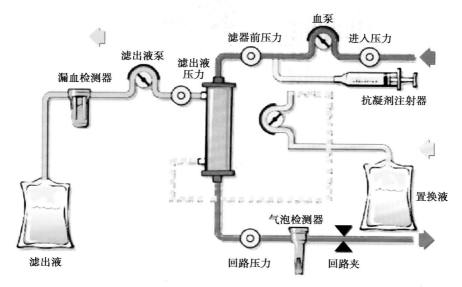

图 10-1　连续性肾脏替代治疗系统

2. 非肾性适应证　由于 CRRT 对炎症介质及其他内源性毒性溶质的清除作用,它已被广泛应用于许多非肾衰疾病的治疗。

（1）全身炎症反应综合征或全身性感染:全身炎症反应综合征与全身性感染是 CRRT 最常见的非肾性适应证,因为血液滤过可以从循环中清除炎性介质,包括细胞因子、补体激活产物、花生四烯酸代谢产物等,从而抑制全身炎症反应,同时保留对机体有益的局部炎症反应。炎性介质清除的另一重要机制是血滤膜对炎性介质的吸附作用。此外,对于全身炎症反应引起感染性休克导致血流动力学不稳定等情况下 CRRT 治疗有助于稳定血流动力学。

（2）急性呼吸窘迫综合征（ARDS）:CRRT 除了可以清除炎性介质,还可以通过超滤作用清除体内多余的液体以减少血管外肺水;同时,CRRT 治疗时的低体温可以减少二氧化碳的产生。

（3）心肺转流术中与术后:进行心肺转流后,血液稀释、液体负荷过重以及炎性反应的激活,都会导致组织水肿与心、肺功能不良,应用缓慢持续超滤（SCUF）或持续血液滤过（CVVH）治疗,清除液体负荷与激活的炎性介质,可以减轻组织水肿、增强左心室舒缩功能、降低肺血管阻力并改善氧合。

（4）充血性心力衰竭:在充血性心力衰竭病人中应用缓慢持续超滤（SCUF）或持续血液滤过（CVVH）可有效地清除水、钠负荷。

（5）肝功能衰竭与肝移植术后的替代治疗:在肝功能衰竭患者中,持续性血液滤过（CVVH）与血浆置换（PEX）联合应用是非生物型人工肝的主要治疗模式。

（6）严重的水、电解质、酸碱失衡:严重的水电解质失衡情况下,药物治疗效果差,CRRT可以通过弥散等方式降低血液中过高的电解质,同时通过置换液补充低的电解质,对稳定水电解质平衡起到最直接的作用。

（7）挤压综合征与横纹肌溶解综合征:肌红蛋白（分子量为 17 000Da）大量进入血液循环后会导致急性肾功能衰竭,可以应用持续血液滤过（CVVH）或血浆置换（PEX）以对流方式清除循环中的肌红蛋白。

（8）药物过量：CRRT 对部分药物有明确清除作用,其清除效率与下列因素有关:药物的血浆浓度、药物的亲水性、药物的蛋白结合率。

（9）高热：重症感染,中枢神经系统病变或体温调节机制紊乱导致的高热,传统降温方法效果差者,可应用正常体温或低温的透析液（或置换液）进行 CRRT 治疗。

3. 禁忌证　CRRT 无绝对禁忌证,但存在以下情况时应慎用。

（1）无法建立合适的血管通路。

（2）严重的凝血功能障碍。

（3）严重的活动性出血,特别是颅内出血。

第三节　抗凝治疗

连续性肾脏替代的抗凝治疗是指在评估患者出凝血情况下,个体化选择合适的抗凝剂种类和剂量,定期监测、评估和调整,以维持血液在管路和透析器中的流动状态,保证血液净化的顺利实施;避免体外循环凝血而引起的血液丢失;避免抗凝剂量过大引起患者体内出血;预防因体外循环引起血液凝血活化所诱发的血栓性疾病;防止体外循环过程中管路滤器等诱发的炎症反应;提高血液净化的生物相容性,保障血液净化的有效性和安全性。

一、评估血液净化治疗前患者的凝血状态

（一）评估患者出血性疾病发生的风险

1. 有无隐性出血,如颅内出血、消化道出血等疾病。

2. 有无血友病等遗传性出血性疾病。

3. 是否使用华法林等抗凝血药物或阿司匹林等抗血小板药物。

4. 是否存在消化道溃疡、肝硬化、痔疮等潜在出血风险的疾病。

5. 严重创伤或外科手术后 24 小时内。

（二）评估患者发生血栓栓塞性疾病的风险

1. 患有糖尿病、系统性血管炎等伴有血管内皮细胞损伤的基础疾病。

2. 既往存在静脉血栓、脑血栓、动脉栓塞、心肌梗死等血栓栓塞性疾病。

3. 血管内有效循环血容量不足,低蛋白血症。

4. 长期卧床。

5. 先天性抗凝血酶Ⅲ缺乏或合并大量蛋白尿导致抗凝血酶Ⅲ从尿中丢失过多。

6. 合并严重的创伤、外科手术或严重感染。

二、抗凝剂的使用禁忌

（一）肝素或低分子肝素

1. 患者既往存在肝素或低分子肝素过敏史。

2. 患者既往曾诊断过肝素相关性血小板减少症。

3. 合并明显出血性疾病。

4. 推荐监测患者血浆抗凝血酶Ⅲ活性,对于血浆抗凝血酶Ⅲ活性小于 50% 的患者,不宜选择肝素或低分子肝素;应适当补充抗凝血酶Ⅲ制剂或新鲜血浆后,使血浆抗凝血酶Ⅲ活

性大于 50% 后,再使用肝素或低分子肝素。

(二) 枸橼酸钠

1. 严重肝功能障碍。

2. 低氧血症、组织灌注不足。

3. 代谢性碱中毒、高钠血症。

(三) 阿加曲班

合并明显肝功能障碍者不宜选择阿加曲班。

(四) 抗血小板药物

存在血小板生成障碍或功能障碍的患者,不宜使用抗血小板药物;而血小板进行性减少、伴血小板活化或凝血功能亢进的患者,则应加强抗血小板治疗。

三、抗凝方案选择

1. 普通肝素　一般首剂量 15~30mg,追加剂量 5~15mg/h,静脉注射;治疗结束前 30~60 分钟停止追加。抗凝药物的剂量要根据患者凝血状态调整;治疗时间越长,给予的追加剂量应逐渐减少。

2. 低分子肝素　首剂量 60~80IU/kg,推荐在治疗前 20~30 分钟静脉注射;追加剂量 30~40IU/kg,每 4~6 小时静脉注射,治疗时间越长,给予的追加剂量应逐渐减少。有条件的可监测血浆抗凝血因子 Ⅹa 活性,根据测定结果调整剂量。

3. 局部枸橼酸抗凝　一般给予 4% 枸橼酸钠 180ml/h 滤器前持续注入,控制滤器后的游离钙离子浓度 0.25~0.35mmol/L;在静脉端给予 0.056mmol/L 氯化钙生理盐水(10% 氯化钙 80ml 加入到 1 000ml 生理盐水中)40ml/h,控制患者体内游离钙离子浓度 1.0~1.35mmol/L,直至血液净化治疗结束。

4. 阿加曲班　一般 1~2μg/(kg·min) 持续滤器前给药,也可给予一定的首剂量(250μg/kg 左右),应依据患者凝血状态和血浆部分活化凝血酶原时间的监测,调整剂量。

5. 无抗凝剂　治疗前给予 4mg/dl 的肝素生理盐水预冲、保留灌注 20 分钟后,再给予生理盐水 500ml 冲洗;血液净化治疗过程每 30~60 分钟,给予 100~200ml 生理盐水冲洗管路和滤器。

第四节　置　换　液

1. 电解质　原则上置换液的电解质含量应接近人体细胞外液成分,根据需要调节钠、钾和碱基浓度;碱基常用碳酸氢盐或乳酸盐,但 MODS 及脓毒症伴乳酸酸中毒、合并肝功能障碍者不宜用乳酸盐。采用枸橼酸抗凝时,可配制低钠、无钙、无碱基置换液(表 10-2)。

2. 糖　浓度通常为 100~200mg/dl,无糖置换液可引起低血糖反应,高糖溶液可能引起高血糖,不建议使用。

3. 温度　短时间内补充大量低于人体体温的置换液可能导致患者体温过低机体细胞功能障碍等不良反应。应注意患者的保暖和置换液加温,但在某些中枢性高热患者中可使用稍低温度的置换液来降低患者核心温度从而保护患者。

4. 细菌学检查　必须严格使用无菌置换液。

表 10-2　碳酸氢盐置换液成分及浓度

溶质	浓度范围
钠	135~145mmol/L
钾	0~4mmol/L
氯	85~120mmol/L
碳酸氢盐	30~40mmol/L
钙	1.25~1.75mmol/L
镁	0.25~0.75mmol/L(可加 MgSO$_4$)
糖	100~200mg/dl(5.5~11.1mmol/L)

第五节　基本操作流程

（一）治疗前准备

1. 准备置换液、生理盐水、抗凝剂、注射器、消毒液、无菌纱布等物品。

2. 操作者洗手、戴帽子、口罩、手套。

3. 检查并连接电源,打开机器电源开关。

4. 安装 CRRT 血滤器及管路,安放置换液,连接置换液、生理盐水预冲液、抗凝用肝素溶液及废液袋,打开各管路夹。

5. 进行管路预冲及机器自检。

6. CRRT 机自检通过后,关闭动脉夹和静脉夹。

（二）治疗开始

1. 设置血流量、置换液流速、超滤液流速及肝素输注速度等参数,此时血流量设置在 100ml/min 以下为宜。

2. 打开患者留置导管封帽,用消毒液消毒导管口,抽出导管内封管溶液并注入生理盐水冲洗管内血液,确认导管通畅后从静脉端给予负荷剂量抗凝剂。

3. 将管路动脉端与导管动脉端连接,打开管路动脉夹及静脉夹,按治疗键,CRRT 机开始运转,放出适量管路预冲液后停止血泵,关闭管路静脉夹,将管路静脉端与导管静脉端连接后,打开夹子,开启血泵继续治疗。

4. 逐步调整血流量等参数至目标治疗量,查看机器各监测系统处于监测状态,整理用物。

（三）治疗过程中的监护

1. 检查管路连接,管路上各夹子松开,回路各开口关/开到位。

2. 机器是否处于正常状态,绿灯亮,显示屏开始显示治疗量。

3. 核对患者治疗参数设定是否正确。准确执行医嘱。

4. 专人床旁监测,观察患者状态及管路凝血情况,心电监护,每小时记录一次治疗参数及治疗量,核实是否与医嘱一致。

5. 根据机器提示,及时补充抗凝剂、倒空废液袋、更换管路及透析器。

6. 发生报警时,迅速根据机器提示进行操作,解除报警。如报警无法解除且血泵停止运转,则立即停止治疗,手动回血,并速请维修人员到场处理。

(四)治疗结束

1. 需要结束治疗时,准备生理盐水、消毒液、无菌纱布、棉签等物品。

2. 按结束治疗键,停血泵,关闭管路及留置导管动脉夹,分离管路动脉端与留置导管动脉端,将管路动脉端与生理盐水连接,将血流速减至 100ml/min 以下,开启血泵回血。

3. 回血完毕停止血泵,关闭管路及留置导管静脉夹,分离管路静脉端与留置导管静脉端。

4. 消毒留置导管管口,生理盐水冲洗留置导管管腔,根据管腔容量封管,包扎固定。

5. 根据机器提示步骤,卸下透析器、管路及各液体袋。关闭电源,擦净机器,推至保管室内待用。

(寿张飞 徐莹 刘志纯)

关 键 要 点

1. 连续性肾脏替代治疗是目前临床广泛应用的体外血液净化治疗技术。

2. 连续性肾脏替代治疗具有多种类型治疗模式,需根据不同的临床需要选择恰当的治疗模式。

参 考 文 献

1. Hessheimer A J, Fondevila C, Garcia-Valdecasas J C. Extracorporeal machine liver perfusion: are we warming up [J]? Curr Opin Organ Transplant, 2012, 17(2): 143-147.

2. Bellomo R, Ronco C, Mehta RL. Nomenclature for continuous renal replacement therapies [J]. Am J Kidney Dis, 1996, 28(Suppl3): S2-S7.

3. Ronco C, Bellomo R. Basic mechanisms and definitions for continuous renal replacement therapies [J]. In J Artif Organ, 1996, 19: 95-99.

4. 季大玺,龚德华,徐斌. 连续性血液净化在重症监护病房中的应用 [J]. 中华医学杂志, 2002, 82: 1291-1294.

5. 黎磊石. 连续性血液净化的演变与发展前景 [M]. 连续性血液净化. 南京:东南大学出版社, 2004: 3-6.

6. 黎磊石,刘志红. 中国肾脏病学 [M]. 北京:人民军医出版社, 2008: 1436-1685.

7. 陈香美. 血液净化标准操作规程 [M]. 北京:人民军医出版社, 2010: 20-70.

8. Kramer P, Böhler J, Kehr A, et al. Intensive care potential of continuous arteriovenous hemofiltration [J]. Trans Am Soc Artif Intern Organs, 1982, 28: 28-32.

9. Ricci Z, Bonello M, Salvatori G, et al. Continuous renal replacement technology: from adaptive technology and early dedicated machines towards flexible multipurpose machine platforms [J]. Blood Purif, 2004, 22(3): 269-276.

第十一章

人 工 肝

第一节 人工肝总论

肝衰竭是指由病毒、药物、毒素等各种因素引起的严重肝脏损害，是以凝血功能障碍和黄疸、肝性脑病、腹水等为主要表现的一组临床综合征。肝衰竭属于临床危急重症，病死率高，治疗措施包括内科综合治疗、人工肝治疗和肝移植治疗。其中，人工肝治疗通过清除各种有害物质，改善内环境，暂时替代肝脏相应的功能，为肝脏的功能恢复和肝细胞再生创造条件，是临床上非常有效的治疗手段。对于早期肝衰竭患者，在内科综合治疗的基础上，辅助人工肝治疗，能有效改善预后，降低病死率；对严重的晚期肝衰竭患者，人工肝治疗作为肝移植前的"桥梁"，改善患者术前状况，帮助围术期患者赢得时间接受肝移植治疗，对提高肝移植手术的成功率起到重要作用。

【概念和分型】

人工肝是借助一个体外的机械理化或生物反应装置，清除因肝衰竭而产生或增加的各种有害物质，补充需肝脏合成或代谢的蛋白质等必需物质，改善患者水、电解质及酸碱平衡等内环境，暂时辅助或替代肝脏相应的主要功能，直至自体肝细胞再生、肝功能得以恢复，从而提高患者的生存率。人工肝主要有三大类型，即：非生物型人工肝（non-bioartificial liver，NBAL）、生物型人工肝（bioartificial liver，BAL）和混合型人工肝（hybrid artificial liver，HAL）（表 11-1）。

表 11-1 人工肝支持系统的分型

分型	技术	功能
Ⅰ型（非生物型）	血液滤过、血浆置换血液/血浆灌注、血浆透析滤过、分子吸附再循环系统、配对血浆置换滤过吸附、血浆置换联合血液滤过	去除毒性物质，补充生物活性物质
Ⅱ型（生物型）	交叉血液循环、肝灌注、体外生物反应装置、体外植入肝细胞	具有肝特异性解毒、生物合成及转化功能
Ⅲ型（混合型）	Ⅰ型与Ⅱ型混合组成	兼有Ⅰ、Ⅱ型功能

早在 20 世纪 50 年代，人们就开始了人工肝的研究。1950 年，Merrill 首先用血液透析治疗肝功能衰竭病人。1956 年，Sorrention 证明了新鲜肝组织匀浆的解毒能力，首次提出了"人工肝"的概念，同年，日本的杉浦光雄、坂本启介等终于试制成一种比较简单的人工肝脏（人

工肝辅助装置）。1958年10月，Kimoto首次应用人工肝模型成功地抢救了一例肝硬化性肝昏迷病人。这种人工肝由四个并联的交叉血透器与四条狗的肝循环相连，并配有四台用于吸收氨和纠正酸碱平衡的离子交换树脂，以使增高的血氨和胆红素降低，恢复病人神志，但这种方法比较繁琐。1965年，Yatzidis等开始应用活性炭吸附患者血液中的胆红素。1976年，Opolon等使用聚丙烯腈膜进行血液透析治疗暴发性肝衰竭患者，但没有改善生存率。从1986年起，浙江大学医学院附属第一医院李兰娟团队就开始研究人工肝治疗肝衰竭原理，设计各种人工肝方案。20余年来，创建了一系列根据不同病情进行不同组合、暂时替代肝脏主要功能、改善肝衰竭并发症、明显提高患者生存率的新型人工肝系统，统称为李氏人工肝系统（Li,s-artificial liver system，Li-ALS）。

非生物型人工肝是指在肝衰竭治疗中能清除有害物质，补充有益物质，暂时替代肝脏主要功能的各类血液净化装置，包括血浆置换（plasma exchange，PE）、血浆灌注（plasma perfusion，PP）、胆红素吸附（bilirubin adsorption，BA）、血液滤过（hemofiltration，HF）、血液透析（hemodialysis，HD）。其他非生物型人工肝还有分子吸附再循环系统（molecular adsorbent recirculating system，MARS）、连续白蛋白净化系统（continuous albumin purification system，CAPS）、普罗米修斯系统（prometheus system）等，以及根据不同病情进行不同组合治疗的李氏非生物人工肝系统等。

生物型人工肝指以人工培养的肝细胞为基础所构建的体外生物反应装置，它由细胞源和生物反应器两大部分组成。目前在研究的生物型人工肝主要有李氏生物型人工肝系统、ELAD系统、RFB系统等。

混合型人工肝指将非生物型人工肝和生物型人工肝装置结合的系统，它通过非生物型人工肝有效清除毒素，使生物型人工肝的肝细胞能发挥更大的作用，两者的有机组合达到最大程度替代肝脏功能的效果。目前在研究的混合型人工肝主要有李氏混合型人工肝系统、MELS系统、AMC系统等。

1986年起，浙江大学医学院附属第一医院李兰娟团队开始运用血浆置换治疗肝衰竭，取得了较好的疗效，在此基础上创建了一系列根据不同病情进行不同组合、能暂时替代肝脏的主要功能、改善肝衰竭并发症、明显提高患者生存率的新型人工肝系统，统称之为李氏人工肝系统，至今已治疗1 500余例5 000余例次，急性、亚急性重型肝炎治愈好转率由12.5%提高至78.9%，慢性重型肝炎治愈好转率由15.4%升至43.4%。人工肝支持系统主要分为非生物型、生物型和混合型三类（表11-1）。

此后，随着LiALS系统在中国国内的推广应用，人工肝的研究取得了很大的进展，人工肝支持系统治疗体系基本形成，包括了血液透析、血液滤过、血浆置换、血浆吸附等多种方法，根据病情选择不同方法联合应用，大大提高了肝衰竭患者的生存率（表11-2，表11-3）。

表11-2 各种人工肝支持系统的作用

	可能供应缺乏的肝因子	清除的物质		
		与蛋白质连接者	中分子量物质	低分子量物质
血液透析				
常规法	−	−	−	+
聚丙烯腈膜	−	−	++	++
血液滤过	−	−	++	++

	可能供应缺乏的肝因子	清除的物质		
		与蛋白质连接者	中分子量物质	低分子量物质
血液灌注				
微胶囊活性炭	－	－	－	++
白蛋白包裹				
Amberlite	－	++	－	－
XAD-7 树脂				
血浆置换	+	++	+	+
血浆透析滤过（PDF）	+	+	+	+
MARS	－	++	+	+
Prometheus 系统	－	++	+	+

表 11-3　血液净化技术在肝功能衰竭时可能清除的毒素

血液透析清除的小分子毒素

　氨

　假性神经递质如对羟苯乙醇胺（octopamine）

　γ-氨基丁酸（GABA）

血液滤过清除的中分子物质

　细胞因子（IL-6,IL-1,TNF）

　中分子物质[#]

血液灌注能清除的物质

　胆酸[*]

　胆红素（直接胆红素和间接胆红素）[*]

　细胞因子（IL-6,IL-1,TNF）

　硫醇[*#]

　酚类[*#]

血浆置换清除与白蛋白结合的物质或大分子物质

　芳香族氨基酸[*]

　胆酸[*]

　胆红素[*]

　内毒素[*]

　内毒素相关物质：一氧化氮（NO）,细胞因子（IL-6,IL-1,TNF）

　吲哚类[*]

　硫醇[*#]

　酚类[*#]

　短链脂肪酸[#]

[*] 与白蛋白结合的物质
[#] 已证实酚类、脂肪酸和硫醇能抑制 Na^+-K^+ ATP 酶，与重症肝性脑病时发生脑水肿有关

第二节　肝衰竭人工肝治疗的适应证和禁忌证

一、人工肝治疗的适应证

1. 各种原因引起的肝衰竭　尤其以 PTA 在 20%~40% 之间(INR 在 1.5~2.5 之间)和血小板>50×10^9/L 的患者为宜;晚期肝衰竭患者也可进行治疗,但并发症多见,治疗风险大,临床医生应评估风险和利益后作出治疗决定;未达到肝衰竭诊断标准,但有肝衰竭倾向者,一旦内科综合治疗效果不佳,也可考虑早期人工肝治疗。

2. 晚期肝衰竭肝移植术前等待供体、肝移植术后排异反应、移植肝无功能的患者。

3. 各种原因引起的高胆红素血症,内科治疗无效者。

4. 肝衰竭的各种并发症的治疗,包括肝-肾综合征、肝性脑病、内环境紊乱和全身炎症反应综合征。

二、人工肝治疗的禁忌证

随着血液净化技术提高和体外循环材料更新,人工肝治疗没有绝对的禁忌证,但为了减少并发症和治疗意外,以下为人工肝治疗的相对禁忌证:

1. 严重活动性出血和 DIC 患者,出血及 DIC 未得到控制。

2. 对治疗过程中所用的药物或血浆过敏者。

3. 休克、循环功能衰竭者。

4. 心、脑梗死非稳定期患者。

5. 对晚期妊娠等并发症的患者应谨慎应用。

第三节　混合型人工肝

一、概述

理想的人工肝脏应与体内肝脏接近或类似,基本上能担任及完成正常肝脏的工作。肝脏具有生物合成和转化,参与糖、脂肪和蛋白质三大物质代谢,分泌具有促进肝细胞生长的活性物质,清除毒性物质及机体中间代谢产物以及具有免疫功能,因此理想的人工肝脏应尽可能同时具备上述功能,要求能支持病人渡过肝衰竭时期或为肝移植患者等待供体做准备,同时能改善肝衰竭患者的生存状态和生活质量。

非生物人工肝侧重于解毒功能,随着细胞工程学、细胞生物学、组织培养技术、生物学技术的最新成就以及基于分离肝细胞在治疗肝病方面所取得的进展使以培养肝细胞为基础的生物型人工肝脏(简称生物人工肝)成为人工肝脏研究的热点。早期的生物人工肝包括动物肝脏灌注、肝脏碎片灌注等,近期研究的生物人工肝脏是将肝细胞培养在体外生物反应器中,当患者血液或血浆流过反应器时,通过半透膜或直接接触的方式与培养肝细胞进行物质交换,其中肝细胞发挥解毒、合成、生物转化等功能,从而达到支持和治疗的目的。其关键在于生物反应器及其外源性培养肝细胞。但肝衰竭患者血液积聚的毒素会严重影响生物反应器中的培养肝细胞存活并发挥特异性肝功能,因此将两者结合起来,成为新型的人工肝,即混合人工肝脏,简称混合人工肝。混合人工肝是指在体外循环中,将生物人工肝与非生物人工肝结合起来,代替肝脏的解毒、合成、生物转化功能。混合人工肝显示了比生物型、非生物人工肝更好的临床效果,成为迄今为止人工肝脏支持肝衰竭患者所得到的最理想结果,它代表着人工肝脏将来的发展方向。

由于混合人工肝的特点,和单纯的非生物型或生物人工肝相比在解毒、合成和生物转化三个方面存在如下优点。

肝衰竭患者体内积累的大量代谢产物和毒性物质难以在有限的交换中由生物人工肝中培养的肝细胞来解毒,反过来,也还可能对培养的肝细胞的存活及生物学功能产生不利影响。血液透析、活性炭吸附等非生物人工肝脏主要根据分子的水溶性、分子量大小、电荷等原理来解毒,早期的研究表明它们可清除多种不同分子量的物质,但也并不完善。将血液透析滤过、血浆交换、血液灌注等偏重于解毒作用的装置与生物反应器相结合,组成混合人工肝脏,可使人工肝脏的解毒功能更加完善,对有些物质的清除还能起到协同作用。

重型肝炎肝衰竭患者凝血因子、白蛋白等有益物质的异常降低促使上消化道出血、顽固性腹水发生。而且还有多种免疫相关物质在重型肝炎患者体内也是明显下降的,从而导致机体防御系统的缺乏从而引起一系列的病变。非生物人工肝不能很好替代肝脏的合成功能,而加上一个以肝细胞为基础的体外装置可望获得上述物质,改善预后。

重型肝炎肝衰竭患者可能缺乏相当多的生物转化功能,例如大部分的药物转化需要在肝脏中完成,细胞色素 P450 酶在此扮演重要角色,而非生物人工肝中并不含有细胞色素 P450 酶活性的成分,因此在生物转化的替代上不尽如人意。诸多实验证实体外培养的肝细胞具有细胞色素 P450 酶活性,因此一个含肝细胞的体外装置可部分替代肝脏的生物转化功能。

二、李氏混合型人工肝

2003 年,浙江大学医学院附属第一医院李兰娟团队在以往人工肝研究的基础上,引入中空纤维管式生物反应器,结合血浆置换,采用中国实验用小型猪为肝细胞供体,构建了一种新型的混合人工肝支持系统。该系统将获得的总量约 $5×10^9$、存活率在 90% 以上的猪肝细胞置于表面积 $0.34m^2$ 的 MiniKros 型生物反应器中空纤维管式生物反应器中,肝细胞循环流经中空纤维管的外管腔,每小时检测一次细胞活率,如细胞的活率小于 60%,即更换细胞。血浆分离器分离后的患者血浆循环流经中空纤维管的内管腔。治疗时先进行 3 500ml 血浆置换,再将分离出的血浆与生物反应器内腔管相连接,经物质交换后与分离的血细胞汇合输回体内,整个治疗过程持续 4~6 小时(图 11-1)。

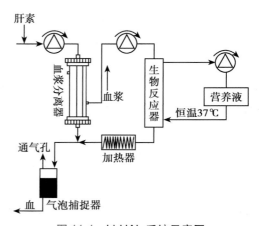

图 11-1　Li-HAL 系统示意图

浙江大学医学院附属第一医院李兰娟团队报道应用生物人工肝治疗 15 例慢性重型肝炎患者。患者的血液引出体外后先进行血浆置换,然后再进行生物人工肝的治疗,整个治疗过程持续 4~6 小时。治疗过程中生命体征平稳,治疗后昏迷患者的神志短暂恢复,食欲短暂好转。治疗后和治疗前相比总胆红素下降

49.3%,PTa 提高 24.9%,内毒素下降 36.6%。治疗前后用 PCR 法和 PT-PCR 法监测 PERV,结果均为阴性。15 例患者中有 10 例患者治疗后病情好转,经内科综合治疗后临床治愈出院(出院指征为 TB<50μmol/L,ALT<40U/L,PTa>60%);1 例患者开始治疗后 30 分钟发现皮肤瘙痒,应用葡萄糖酸钙治疗后症状缓解,继续接受生物人工肝的治疗。

三、其他混合型人工肝

(一) HepatAssist 系统

HepatAssist 系统由 Demetriou 博士等在加利福尼亚洛杉机 Cedars-Sinai 医学中心研发成功,已经进行了 I 期临床试验,同时该系统是目前为止唯一初步完成 Ⅱ/Ⅲ 期前瞻性的多中心、随机、对照临床试验的生物人工肝系统。该系统主要包括血浆分离器、加热器、氧气发生装置、活性炭吸附柱及含有 $(5 \sim 7) \times 10^9$ 猪肝细胞的中空纤维管。患者的血液从股静脉由单针双腔管引出体外后经血浆分离器后先经过活性炭吸附器然后通过氧合器,最后通过半透膜组成的中空纤维反应器(孔径为 0.15μm)。生物反应器内细胞附着于微载体后,培养在中空纤维管外管腔。经过物质交换的血浆和血细胞重新混合后回输入患者体内。每次治疗持续 6 小时。氧气发生装置和加热器位于活性炭吸附柱和空心纤维管之间,保持血浆和肝细胞处于体温状态下。

(二) MELS 系统(modular extracorporeal liver support,MELS)

肝支持系统(liver supporting system,LSS)由 Sauer 教授等在德国柏林研发成功,生物反应器中三束交织型中空纤维构成三维的骨架,外管腔内含 $1.8 \times 10^{10} \sim 4.4 \times 10^{10}$ 共培养的肝细胞和非实质细胞。和清除白蛋白结合毒素的单通路白蛋白透析系统解毒模块结合即为 MELS 系统(modular extracorporeal liver support,MELS)。该系统的独特之处在于为提高细胞氧供和物质交换而特别设计的生物反应器。该系统是唯一既用原代猪肝细胞又用从原代人肝细胞作为肝细胞源的生物人工肝系统。

MELS 系统由 LSS 模块和清除白蛋白结合毒素的单通路白蛋白透析系统解毒模块构成。MELS 根据患者病情的不同由不同数量的体外治疗单元构成,人肝细胞分离废弃供肝的肝细胞获得,每次治疗时间由 7~144 小时不等。如果治疗时间较长,一般应用两个序贯性的生物反应器来承担。

(三) AMC 系统(amsterdam medical center-bioartificial liver,AMC-BAL)

AMC 系统是由荷兰阿姆斯特丹大学研发成功。其生物反应器是一个中空纤维生物反应器,至少为 1×10^{10} 猪肝细胞附着在三维构架的绕核心排列的一层 4mm 厚,表面积为 5 610cm² 非编织型亲水型聚酯基质中。基质间纵向排列用于气体交换的中空纤维管。患者的血液通过血浆分离器后血浆流经生物反应器,进行物质交换后和血细胞汇合回输入患者体内。AMC 系统的独特之处是血浆和肝细胞的直接接触,这样有利于提高物质传输的效率,对肝细胞的供氧也比较有利。生物反应器置于生物人工肝模块中,患者血液引出体外后经过血浆分离器后进入血浆池,生物反应器和血浆吸附器构成的混合人工肝系统。AMC 系统的独特之处是:血浆和肝细胞直接接触,这样有利于提高物质传输的效率;将氧合装置与反应器合二为一,对肝细胞的供氧也比较有利。

AMC 系统临床应用时由于血浆直接接触细胞的特点,特意在血浆流经生物反应器前先进行血浆吸附,这有利于使得生物反应器中培养的肝细胞更好地发挥肝细胞活性。

(夏琦 盛国平 庄莉 张武 李兰娟)

关 键 要 点

1. 人工肝系统通过体外的机械理化或生物反应装置暂时替代肝脏主要功能，改善肝衰竭预后，具有较高的临床应用价值。

2. 混合型人工肝结合了非生物型及生物型人工肝的优点，具有较高的发展前景。

参 考 文 献

1. Zhao L, Li J, Lv G, et al. Evaluation of a reversibly immortalized human hepatocyte line in bioartificial liver in pigs[J]. African J Biotechnol, 2012, 11(17):4116-4126.

2. Lv G, Zhao L, Zhang A, et al. Bioartificial liver system based on choanoid fluidized bed bioreactor improve the survival time offulminant hepatic failure pig[J]. Biotechnol Bioeng, 2011, 108(9):2229-2236.

3. Qian Y, Lanjuan L, Jianrong H, et al. Study of severe hepatitis treated with a hybrid artificial liver support system [J]. Int J Artif Organs, 2003, 26(6):507-513.

4. 李兰娟. 肝衰竭与李氏人工肝进展[J]. 中华临床感染病杂志, 2017, 10(2):91-94.

5. Demetriou AA, Rozga J, Podesta L, et al. Early clinical experience with a hybrid bioartificial liver[J]. Scand J Gastroenterol Suppl, 1995, 208:111-117.

6. Demetriou AA, Brown RS Jr, Busuttil RW, et al. Prospective, randomized, multicenter, controlled trial of a bioartificial liver intreating acute liver failure[J]. Ann Surg, 2004, 239(5):660-667.

7. Sauer IM, Zeilinger K, Obermayer N, et al. Primary human liver cells as source for mudular extracorporeal liver support-apreliminary report[J]. Int J Artif Organs, 2002, 25(10):1001-1005.

8. Mazariegos GV Kramer DJ, Lopez RC, Shakil AO, et al. Safety observations in phase I clinical evaluation of the Excorp Medical Bioartificial Liver Support System after the first four patients[J]. ASAIO J, 2001, 47:471-475.

9. van de Kerkhove MP, Di Florio E, Scuderi V, et al. Phase I clinical trial with the AMC-bioartificial liver[J]. Int J Artif Organs, 2002, 25(10):950-959.

10. Ellis AJ, Hughes RD, Wendon JA, et al. Pilot-controlled trial of the extracorporeal liver assist device in acute liver failure[J]. Hepatology, 1996, 24:1446-1451.

11. Sussman NL, Gislason GT, Conlin CA, et al. The Hepatix extracorporeal liver assist device: initial clinical experience[J]. ArtifOrgans, 1994, 18:390-396.

12. Ash SR. Hemodiabsorption in treatment of acute hepatic failure and chronic cirrhosis with ascites[J]. ArtifOrgans, 1994, 18:355-362.

第十二章
体外膜肺氧合技术机械灌注与器官保护

体外膜肺氧合技术(extracorporeal membrane oxygenation,ECMO)机械灌注运用于边缘供体器官保护历经近半个世纪的发展,已成为减轻或恢复缺血再灌注损伤移植器官活力以及提高器官质量公认的有效技术,对缓解当前世界性的器官短缺问题,扩大供体池具有重要价值。

第一节 体外膜肺氧合技术运用于器官移植的背景

目前器官移植是救治终末期器官衰竭的最佳治疗方法。全球器官供需矛盾突出,2014 年全球完成器官移植接近 119 873 例,然而据世界卫生组织估计这一数字仅仅满足了 10% 的世界移植需求。迫于形势众多国家呼吁寻求新的策略来提供最大化可用器官数,为减少移植等待列表受体死亡率,多数移植中心寻求开展不同扩大供体库策略如活体捐献,劈离氏肝移植,多米诺方案,边缘供体器官捐献包括脑死亡和心死亡或脑心双死亡供体。目前发达国家统计发现由于导致严重脑损伤事故如车祸的发生率下降及神经外科和重症神经医学的发展,最主要的潜在供体库脑死亡患者数量减少,使得器官的供求矛盾加剧。西班牙是世界器官捐献率最高的国家,2001 年脑死亡供体每百万人口 65 例捐献,近些年下降到每百万人口 50 例捐献,所以不能仅靠单一的脑死亡器官捐献缓解器官短缺,而应该把心死亡器官捐献这一未开发的宝贵资源扩大开发,世界上所有国家均可开展心死亡器官捐献。边缘供体存在许多不利于移植器官和受体近期和远期预后的因素,如高龄,不同程度的脂肪肝,循环及呼吸功能不稳定或心死亡导致热及冷缺血和再灌注损伤以及器官保存损伤因素影响到器官的质量,使得移植协调员和 ICU 医师及移植医生不愿意推荐及使用这类器官;针对不利因素尤其是缺血再灌注损伤及器官保存损伤,移植医学界不懈努力从临床前动物研究到临床研究开展一系列探讨,以求达到扩大供体池解决世界性的器官短缺问题。目前研究与运用热点之一是采用 ECMO 运用于边缘供体,针对脑死亡(DBD)或心死亡(DCD)病因导致的循环及呼吸功能不稳定,引起的热及冷缺血及再灌注损伤,恢复氧合自体血供及稳定循环功能保障器官灌注,减低缺血缺氧损伤的程度,一定程度恢复细胞代谢及功能,恢复受损器官的活力与质量进而提高移植器官和受体的预后。

第二节　体外膜肺氧合技术机械灌注保护器官的原理和实施

1935—1954 年 John Gibbon 发展人工心肺机替代心肺功能使得胸外科医生能够完成心脏及大血管手术,标志着心肺支持技术的开端;1972 年,随着材料科学发展使得长效硅胶膜肺问世,能够使得氧气和血液隔离,氧气和二氧化碳与血液的交换率超过二甲聚硅氧烷膜,交换速度快 10 倍以上,并首次成功床旁运用于临床;1976 年 ECMO 之父 Bartlett 成功运用床旁体外循环被称为"ECMO"技术救治一名常规治疗无效的胎粪吸入综合征弃婴,标志着 ECMO 新时代的开始,之后应用 ECMO 治疗 45 例预期死亡率在 90% 以上的患儿,成活率超过 50%,推动了该技术的运用与研究;2007 年英国学者 Peek 完成全球最大的多中心临床随机对照研究(CESAR 研究):180 名重症成人 ARDS 患者,90 名接受 ECMO 治疗,结果显著改善该类患者生存率,并且没有严重呼吸衰竭后遗症。ECMO 已被应用于多学科,成为抢救危重患者支持呼吸和循环功能的有力技术,使得许多非心脏外科高难度手术成为可能,同时成为 ICU 潜在供体管理共识指南推荐。

一、体外膜肺氧合技术基本原理

ECMO 是一种可以在床旁及移动实施的体外循环技术,由静脉及动脉外循环管路及中间连接的泵(离心泵或滚轴泵)和膜肺与连接体循环的动脉插管和静脉插管组成闭合系统。通过离心泵或滚轴泵转动产生负压将体内静脉血经大静脉端(股静脉或颈内静脉)或右心房插管引出,进入体外循环密闭管路系统,血液流进泵时经不同转速离心泵离心或滚轴泵的前向推动作用,将静脉血引入到体外人工膜肺第一室与连接于膜肺内的水循环独立系统相对流动(水路与血路靠膜分离,膜为中空纤维膜或平板膜分离水与血液),水循环独立系统经外置连接的热交换器主机控制循环水温,流动血液与循环水进行热交换,达到调控血液温度;随之血液流到膜肺第二室行气体交换(气路与血路靠膜分离,膜为中空纤维膜或平板膜分离气体与血液,膜为高效氧气与二氧化碳弥散性膜),之后氧合及温度调节后的血液在泵提供的动力推动下继续循环,经与外循环动脉管路连接的大动脉插管(股动脉或主动脉)回到主动脉系统或接近右房的大静脉流入右房,灌注体腔内器官,替代功能障碍的心肺功能保障器官氧合血供,减少热缺血损伤。

二、体外膜肺氧合技术基本类型

(1) V-V ECMO(静脉-静脉体外膜肺氧合):该型主要适用于循环功能相对稳定而呼吸功能衰竭,常规治疗无效的危重患者,典型代表为 ARDS 患者。离心泵或滚轴泵离心或蠕动产生负压将来自于患者大静脉或右心房的静脉血经 ECMO 系统静脉引出管进入体外人工循环,经人工膜肺温度调节和气体交换后,氧和血液经回流管重新回到接近右房的大静脉流入右房融入自身体循环(图 12-1)。

(2) V-A ECMO(静脉-动脉体外膜肺氧合):该型主要适用于循环功能衰竭,对常规治疗无效,同时通常伴有呼吸功能衰竭的危重患者,典型代表心源性休克,心脏骤停患者或心脏外科手术后低心排综合征患者。离心泵或滚轴泵离心或蠕动产生负压将来自于患者大静脉或右心房的静脉血经 ECMO 系统静脉引出管引出体循环进入体外人工循环,经人工膜肺温度调节和气体交换后,氧和血液经回流管重新回到大动脉系统流入自身体循环,供应脏器氧合血液(图 12-2)。

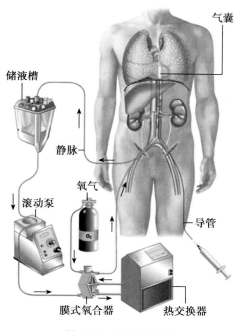

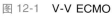

图 12-1　V-V ECMO

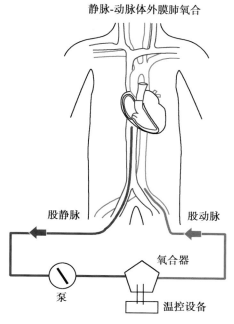

图 12-2　V-A ECMO

（3）ECMO 主要综合管理要求：最终目标为让受损伤的心、肺充分休息，同时维持恰当的前负荷逐步减量或撤除儿茶酚胺，保证机体氧输送维持及修复器官代谢。

1）泵开始流量为 20ml/（kg·min），以每 5~10 分钟增加 10ml/（kg·min）的速度逐步增加至目标流量；FiO₂ 从开始的 21% 逐步增加至 100%，气流流量与血流流量按 0.5∶1 设置。

2）设置温度热交换器主机温度在 37℃。

3）平均动脉血压维持在：成人及儿童 60~70mmHg；婴儿 40~60mmHg，待血压稳定后逐步减少儿茶酚胺的量；SCVO₂70%，血乳酸<4mmol/L。

4）抗凝通常使用肝素，即使是肝素涂层外循环管路也应该使用抗凝剂，起始肝素 20u/（kg·h），目标 ACT∶200s，或 APTT∶60~90s。

5）血气分析电解质通常每隔 4 小时测一次或按需监测；维持电解质平衡，尤其防止易发生的低钙及高钾血症。

6）呼吸机设置：PEEP∶10~15mmHg，PIP∶30cmH₂O，R∶10bpm，FiO₂∶40%，I∶E 为1∶1。

7）尿量 2ml/（kg·h）；肾衰行 CRRT 治疗。

8）营养支持：优先选择肠内营养或选择肠外营养或混合营养。

（4）ECMO 技术在潜在供体器官保护中的应用实施：按照美国健康与人类服务部（department of health and human services，HHS）的数据表明每天每隔 10 分钟就有一名等待移植患者加入国家移植等待列表，同时每天平均在移植列表中等待器官移植的患者中有 22 人死亡，需要器官移植的人数远远超过器官捐献数。欧美脑死亡患者成为公民逝世后器官捐献的主体，但仍远不能满足器官移植需求，如前所述，近年来由于医学发展和人们交通安全意识的提高及交通法规等因素，脑死亡患者发生率下降，且一些国家无脑死亡立法保障等，脑死亡供体器官捐献率下降，为扩大供体池，使用边缘供体器官成为趋势，然而心死亡潜在供体(DCD)Maastricht Ⅰ,Ⅱ,Ⅳ型属于非控制型 uDCD,Maastricht Ⅲ型属可控型 cDCD,uDCD 由于病因导致的循环及呼吸功能不稳定,或心脏骤停导致机体热缺血时间过长及后续冷缺血及再灌注损伤影响到器官的质量,采用 ECMO 技术旨在恢复器官氧合血供,降低缺血损伤程度,恢复细胞功能,提高器官质量,达到有活力可用器官;同时灌注期间可以监测器官功能,评估器官质量决定是否采用的目的;研究统计表明 ECMO 在 DCD 器官捐献领域运用增加可用器官 22%~25%,增加潜在供体数 33%;英国 2011—2012 年超过 40%。

　　ECMO 运用在潜在供体器官保护中的实施方法与非器官捐献的危重患者有所不同,因为存在伦理学方面的担心如按照现行循环死亡标准对已经宣布死亡的潜在供体实施 ECMO 灌注时,可能发生氧合血液重新灌注冠状动脉及脑血管,使已经停跳的心脏再次复跳,循环自主恢复,使得宣布死亡医生的诚信及现行循环死亡的标准面临窘迫地位,通常实施器官捐献的 ECMO 灌注又被称为"腹腔局部灌注"。通常采用两种方案来保障宣布呼吸循环停止死亡后,氧合血不会再次灌注心脑血管引起误解;一种在呼吸循环死亡宣布后有 5 分钟绝对不干预死亡供体的时期,如英国法律规定按循环死亡标准宣布死亡撤除维持生命征治疗措施前不允许血管插管及肝素化,死亡宣布后开始穿刺股动脉或开腹放置肾动脉以下腹主动脉动脉管及股静脉或下腔静脉置管;第二种如美国和西班牙,按循环死亡标准评判发生死亡撤出生命支持治疗前,征询家属同意捐献器官和使用 ECMO 插管及肝素化授权后,可提前实施股动脉及股静脉插管及肝素化,但二者均需防止灌注时氧合血再次灌注心脑,自主循环恢复情况发生;二者均需采用膈肌上腹腔干分支以上胸主动脉阻断法(图 12-3)。目前多数采用两种方法建立腹腔局部灌注,第一种在撤出生命支持治疗前给予肝素化,在一侧腹股沟用 seldinger 技术穿刺或分离暴露股动静脉,穿刺股部血管,股动脉尖端至髂总动脉水平,股静脉导管尖端至下腔静脉与右心房接口处,在另一侧采用同样经股动脉穿刺法放置 Fogarty 主动脉阻断球囊导管,导管尖端位置在膈肌上腹腔干分支以上胸主动脉;完成位置确定目标后,患者撤出生命支持治疗,待监护仪上上肢及下肢动脉波形及压力消失,5 分钟不干预期无自主循环恢复,脑电双极监测脑电波消失,宣布死亡;随之将 Fogarty 主动脉阻断球囊导管 4s 注入造影剂液体完全阻断胸主动脉,ECMO 灌注启动,此时由于 ECMO 灌注腹腔血流为连续性非脉冲式血流,见股动脉血压及波形为平流,维持连续性血压大于 60~65mmHg。西

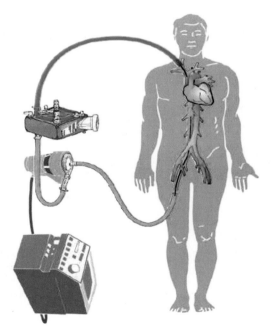

图 12-3　腹股沟股动脉及股静脉插管

班牙多中心研究采用该技术完成 78 例死亡宣布前置管,死亡宣布后行腹腔灌注获得 116 枚肾脏,28 个肝脏,17 个肺,1 个胰腺,过程中没有一例行 ECMO 灌注后心及脑再次复苏。

　　另外一种方法为开胸阻断胸腹部多器官获取:开胸经左侧胸腔入路,在膈肌上腹腔干分支以上降主动脉采用钳夹完全阻断,主动脉阻断更可靠但费时,有可能延长腹部器官热缺血

时间,尤其对供肝不利,需由熟练的获取团队完成;该方法尤其适合胸部器官如肺也适合获取的供体。英国法律规定按循环死亡标准宣布死亡撤出维持生命征治疗前不允许血管插管及肝素化,死亡宣布后开始肝素化和穿刺或开腹放置股动脉或肾动脉以下腹主动脉动脉管及股静脉或下腔静脉置管;开胸从左侧胸腔进入钳夹膈肌及球囊导管尖端以上降主动脉,及钳夹股静脉导管尖端上、下腔静脉与右房接口心包内段,这样腹腔形成常温灌注独立循环2小时后获取腹腔器官。肺动脉置管采用 Perfadex 液体冷冲刷肺循环,左心耳开窗排液;机械通气以半潮气量,FiO_2:40%,PEEP:$5cmH_2O$ 保持肺充气,肺动脉置管采用 Perfadex 液体冷冲刷肺循环完毕,在奇静脉与上腔静脉汇入处以下结扎上腔静脉,分离上下腔静脉与心脏连接,肺动脉主干近分叉处断离;左房带肺静脉袖充分分离心脏,机械通气以半潮气量通气,退气管插管行环形切断气管,采用支气管闭合器封闭断端,获取肺,后台修复或体外灌注评估肺功能。采用双温三期灌注获取胸腹多器官(图 12-4)。

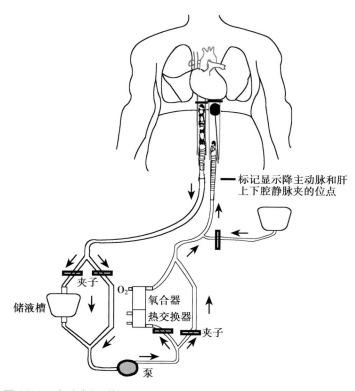

图 12-4 胸腔内"一"标志为钳夹完全阻断降主动脉及下腔静脉部位

主路:静脉血经下腔静脉导管引出进入储血罐,进入离心泵后进入氧合器膜肺,直接回流腹主动脉灌注导管;支路:静脉血经下腔静脉导管引出绕过储血罐进入离心泵绕过氧合器膜肺直接回流腹主动脉灌注导管。常温腹腔灌注 3 期流程。1 期:静脉血经下腔静脉导管引出开放支路绕过储血罐,经离心泵开放支路绕过氧合器膜肺直接回流腹主动脉灌注导管,防止死亡宣布后肝素化时间短发生储血罐及氧合器膜肺凝血;2 期:1 期支路常温灌注运转1 分钟后夹闭,同时开放储血罐及氧合器膜肺循环主路,常温血液氧合后回流腹主动脉灌注导管,运行 2 小时;3 期:2 期结束夹闭氧合器膜肺后主路及支路汇合处,开放与腹主动脉灌注导管相连接的 UW 冷灌注液导管夹,重力灌注腹主动脉,冷保存腹腔器官灌注液及自体血经下腔静脉导管引流入主路及储血罐,储血罐后主路及支路夹闭。

三、腹腔灌注期间管理

(1) ECMO 流量目前没有最佳推荐,多数研究建议 1.7~4L/min,平均 2~3L/min,动脉压力 60~65mmHg;通过给予碳酸氢钠调节酸碱使血 pH 维持在 7.35~7.45 间;HCT≥25%;电解质维持在正常范围内;每隔 30 分钟抽血检测血气电解质,肝功能肾功能血常规;灌注温度多推荐常温灌注及 35~37℃;平均灌注时间建议 2~4 小时;灌注液多选择 UW 液或 HTK 液;多数选择 MaastrichtⅢ型,次之为 MaastrichtⅡ,Ⅳ型。

(2) 灌注期间可行血生化检测肝脏及肾脏,胰腺功能指标及脏器局部氧代动力学及流体动力学指标和生化及影像指标动态监测,获得灌注前后器官功能变化指标。

(3) 灌注后,获取器官移植医生直视检测;冷缺血冷保存期结束组织学病理活检;或体外灌注修复避免冷保存期,体外灌注检测前述监测指标。

(4) 英国剑桥大学一项为期十年追踪两年研究调查器官捐献缺血再灌注损伤的严重程度与受体与移植器官 1 年存活相关性:纳入 476 名肝移植患者,其中 DBD:451 名,DCD:22 名完成零时病理检查,暨移植器官血管吻合开放血流完成时病理组织学评估,多因素回归分析:

受体年龄,BMI 指数,MELD 评分,热缺血时间(从冷保存液取出到血管吻合开放血流期间)平均 56.8~62.7 分钟;冷缺血时间(从冷灌注液灌注器官到冷保存液保存期间)平均 532.6~579.5 分钟,供体年龄,供体 BMI,供体类型 DBD 及 DCD,脂肪肝程度,发现严重缺血再灌注损伤与供体年龄、DCD,延长冷缺血时间,脂肪肝程度有关;严重缺血再灌注损伤增加早期移植物功能不良(EGF)54.5%,原发性移植物无功能(PNF)9.1%;90 天内再移植增加 22.7%;1 年远期存活率移植肝及患者存活率仅有 55% 和 68%;严重缺血再灌注损伤较移植后早期 EGF,第 1 周高 ALT,脂肪肝程度更能预测 1 年移植物无功能,为独立预测因素,阳性预测值 45%。所以 ECMO 灌注后均推荐行零时病理活检评估器官缺血再灌注损伤程度,判断移植物与受体预后。

第三节　体外膜肺氧合技术保护器官的前临床及临床研究

自 20 世纪 60 年代移植医学界不懈努力致力于该项研究,针对心死亡供体器官热缺血引起的器官损伤提出恢复器官灌注,挽救修复损伤器官理念,不断完善临床前及临床研究,寻求发病机制探索保护策略,旨在扩大供体池,得到更多符合移植条件的器官,减少等待移植列表不断增长的患者数,解决世界性的器官短缺问题。

一、体外膜肺氧合机械灌注技术修复器官干预缺血再灌注损伤的病理生理基础

休克或心搏骤停导致全身氧合血供降低或停止,超过机体代偿能力导致组织器官缺血缺氧损伤;心搏骤停经过一段时间复苏自主循环恢复后,已受损伤的组织器官再次灌注含氧丰富的血液,将启动炎症反应,激活 T 淋巴细胞及肝脏库普弗细胞,ATP(三磷酸腺苷)产生的嘌呤代谢产物氧自由基堆积,血管内皮损伤激活促炎症免疫反应及凝血异常等病理改变导致再灌注损伤加重甚至不可逆性的器官衰竭。边缘供体或 DCD 供体器官经历热缺血打

击后,行冷灌注获取该类器官,随之冷保存到移植血管重建灌注受体氧合血之前所经历时期为冷缺血时期;低温保存旨在降低细胞代谢,使得细胞热缺血打击消耗所剩的能量物质 ATP 所需的最低水平,同时减缓热缺血损伤瀑布效应;但研究发现环境温度每降低 10℃ 代谢降低 1.5~2 倍,即使温度降低到 1℃,细胞代谢仍然有相当多的代谢活动消耗能量;甚至到达冰点温度,有研究示 6 小时低温保存兔肝脏的细胞能量 ATP 下降 84%;即使电镜下细胞形态改变轻微,但库普弗细胞激活,血管内皮细胞损伤,肝窦状隙细胞坏死甚至消失,这一冷保存变化随保存时间的长度直接相关;对边缘供体或 DCD 器官长时间冷保存可能是第二次打击,结果移植后器官早期功能延迟恢复(EGF)或原发性移植物无功能(PNF),或缺血性胆管疾病发生率较高影响移植器官和受体近期和远期预后。

该类器官经历热缺血打击细胞能量代谢已被大量消耗,随之而来的冷缺血再次打击使得细胞能量进一步耗竭。一定程度上可以视热缺血打击为"被动性的缺血预处理"方案,热缺血后及时原位 ECMO 机械灌注可以减轻或修复受损的组织细胞功能。有研究表明主动夹闭肝门血供 10 分钟导致"主动性热缺血",随后可以减轻肝脏冷保存和再灌注二次打击损伤,提高器官对二次打击的耐受力,恢复能量代谢进而修复器官功能而保护器官。

二、体外膜肺氧合技术机械灌注修复缺血再灌注损伤器官能量损耗学说

1963 年 Marchioro 等首次描述狗的动物模型发表了采用体外膜肺氧和灌注"冲洗"腹腔器官获取器官报道;2002 年 Peter 等行猪 DCD 动物模型研究猪心脏骤停热缺血 60 分钟,后采用传统 UW 液快速冲刷灌注及冷保存 24 小时(4 只)与 ECMO 原位常温自体血机械灌注 24 小时(4 只),之后所有肝脏均在体外行自体血再灌注,对比肝脏活力,结果传统组肝脏无活力,肝脏转氨酶显著升高,无胆汁产生及不能利用葡萄糖底物;病理组织活检肝细胞广泛坏死,肝窦隙内出血结构广泛破坏,合成凝血 V 因子能力显著下降;ECMO 常温灌注组肝脏酶学轻度异常,病理检查肝细胞有活力轻度空泡变,肝窦隙扩张,组织结构保存,肝细胞能利用底物,具有较好的合成功能,胆汁产生好;ECMO 机械灌注能够保护修复缺血再灌注损伤肝脏;2013 年英国 Noormohamed 等进一步研究猪 DCD 动物模型研究:30 分钟心搏骤停热缺血后分三组,第一组:腹腔制冷 2 小时+同时传统肝血管内冷灌注;第二组:ECMO 腹腔原位常温灌注复苏 2 小时组;第三组:对照组 5L 低温 HTK 液冲刷肝表面后传统肝血管内冷灌注后获取组;获取后均行脉冲式体外再灌注,灌注液为自体血加 RS 液以 1:5 比例混合,灌注流量 250ml/min,平均动脉压维持 85~100mmHg,再灌注 2 小时,获取肝细胞评估肝细胞活力变化。结果再灌注后,细胞接种存活率均显著好于冷保存组,肝细胞活力 ECMO 组显著高于冷保存第一组和第三组;ECMO 组肝糖原及 GSH 显著低于对照组及冷保存组,后二者灌注前后无差异;ECMO 组能源物质 ADP/ATP 比值更低,说明更好地恢复或减少 ATP 消耗。国内范晓礼等研究采用猪 DCD 动物模型对比心搏骤停 30 分钟,分为 ECMO 常温灌注 4 小时组与传统冷灌注和冷保存 4 小时组,发现热缺血后肝脏外观变乌黑淤血,病理组织检查示肝窦状隙扩张淤血,血气示代谢性酸中毒,启动 ECMO 后,前述情况逐步改善消失,经 4 小时 ECMO 灌注,损伤的肝酶学 AST,ALT 升高后逐步降低,肝脏分泌胆汁 7.75ml/h,ECMO 对心搏骤停 30 分钟肝具有保护作用。郭明晓等研究 NECMO 常温灌注对 DCD 的肠道缺血再灌注损伤保护研究:30 头猪分为三组:第一组模拟活体捐献组 6 头;第二组模拟心死亡 10 分钟 DCD 组 6 头,第三组心死亡 10 分钟,18 头分为 NECMO 灌注 1 小时亚组及 NECMO 灌注 3 小时亚组和 NECMO 灌注 5 小时亚组,结果:心搏骤停后 DCD 组及 NECMO 灌注三个亚组肠道上皮

细胞能量物质 ATP 均较活体移植组显著减少,NECMO 灌注 1 小时组显著改善肠道活力及能量状态,肠道细胞的组织学破坏及凋亡与活体组及 DCD 组无差异;但上皮细胞间紧密连接蛋白显著减少,细胞凋亡 Caspas-3 表达细胞显著升高,血浆 D 乳酸为肠道细菌代谢产物,代表肠道黏膜通透性增高的指标显著升高,ECMO 这样的保护作用随延长灌注时间而消失,可能与肠道细胞对缺血打击易诱导凋亡和过氧化反应损伤有关,提示 ECMO 对肠道的保护作用可能有时限性。

三、常温体外膜肺氧合技术灌注保护器官修复热缺血冷保存冷缺血损伤学说

按照灌注时温度控制分为:常温 35~37℃;亚低温 32~35℃;中度低温 28~32℃;重度低温 20~28℃;深低温<20℃;目前对 DCD 或 ECD 供体在发生热缺血后行常温灌注还是低温灌注的研究较多,哪一种温度管理较好存在争议,但多数研究一致认为在发生热缺血后,使用 ECMO 低温灌注较静态冷灌注和冷保存好,而 ECMO 常温灌注较低温灌注好;移植后移植物与受体早期失去功能与器官经历的热缺血及冷保存时间长短正相关;低温灌注冷保存已经运用于器官移植多年,该技术的发展目前认为一定程度上限制器官移植扩大理想效果及扩大供体库的限制因素。近年来研究表明 DCD 或 ECD 的供体器官遭到热缺血打击后,推荐采用腹部常温 ECMO 灌注,后行冷保存到移植或冷保存后行体外机械灌注继续修复器官再行移植器官手术;另外一种推荐为扩大常温 ECMO 灌注保护器官的效果,延长器官修复时间,避免冷保存二次损伤,行体外机械灌注取代冷保存,对肾脏及肝脏获得较好的器官功能,降低移植物早期功能恢复延迟或移植物无功能的发生率,对提高移植器官及受体的近期及远期预后产生明确影响。目前对常温 ECMO 腹腔局部灌注保护器官后行机械灌注保护肾脏及肝脏和肺的研究倾向于使用常温灌注,运用该法可扩大边缘供体器官池。

四、常温体外膜肺氧合技术原位常温灌注修复器官微循环氧代动力学保护学说

前述研究已表明器官在发生缺血再灌注损伤导致器官内微循环血管内皮损伤影响器官内微循环,而微循环为器官物质交换及气体交换的主要场所,必然导致器官内血流动力学改变,影响细胞氧代谢改变。Valero 等研究 DCD 动物研究将 35 头猪模拟临床心搏停止(NHBD)及无心跳供体组,热缺血时间分别为 20 分钟,30 分钟,40 分钟后,行常温机械灌注 30 分钟后全身 15℃冷保存,随之获取器官完成同种 35 头受体猪接受肝移植;对照组以 20 分钟热缺血,快速冷保存未行机械灌注,随之完成移植手术;血管吻合后再灌注发现,接受机械灌注保护的热缺血时间为 20 分钟及 30 分钟和 40 分钟的受体存活率分别是 100%、70%及 50%,对照组为 0;常温 ECMO 灌注保护的肝脏,其门静脉及肝动脉血流速度恢复,热缺血 20 分钟常温灌注的受体恢复最快;"存活的猪"较"非存活的猪"门静脉及肝动脉血流速度更快;肝氧摄取率三组较基础时均增加,但其中 20 分钟组最低;存活组较非存活组低。常温机械灌注可以改善缺血再灌注器官微循环及减缓细胞呼吸窘迫,降低氧摄取率保护器官,肝血管血流变化可以成为无心跳供肝活力的预测指标。西班牙 Barros-schelloto 等团队研究无心跳供体猪行 40 分钟热缺血后原位常温灌注 NECMO 30 分钟,灌注液中加入甘氨酸,甘氨酸具有抗缺血再灌注损伤减少炎症反应及内皮细胞膜类前列腺素物质及炎症介质释放,稳定细胞膜功能,减轻因此导致的移植器官微循环损伤再灌注困难;肝动脉门静脉血流量在灌注 15 分钟及 30 分钟显著增加,ECMO 泵在转速不变的前提下灌注 5 分钟、15 分钟

及 30 分钟显著增加;损伤肝酶学指标 AST,谷胱甘肽转移酶升高及恢复显著低于对照组,灌注期间和再灌注后,测量器官动静脉的血生化透明质酸浓度差,该物质为器官微循环血管内皮损伤指标,正值为较好地保护微循环;左旋甘氨酸 NECMO 组肝动脉与肝上静脉血生化透明质酸最大差值较对照组好呈正值,有显著差异;肝病理组织示肝窦状隙充血及炎性细胞浸润及缺血坏死程度较对照组轻,缺血性胆管炎发生率少,有显著差异,NECMO 灌注保存液加入甘氨酸可改善保护器官微循环,改善微循环氧及营养底物输送,联合 ECMO 灌注修复细胞能量代谢强化保护作用。

五、临床研究

目前器官移植是救治终末期器官衰竭的最佳治疗方法,全球器官供需矛盾突出,迫于形势众多国家呼吁寻求新的策略来提供最大化可用器官数,为减少移植等待列表受体死亡率,基于临床前研究理论,国内外移植中心不断努力寻求开展新的保护器官策略,ECMO 机械灌注取得较好效果。国内临床研究报道相对较少,我国台湾报道 2005—2014 年期间 5 篇报道中临床采用 ECMO 技术灌注保护 DBD 及 DCD 不稳定供体获取器官,2005 年 1 例 NHBD 捐献肝脏移植;1998—2003 年,完成 31 例肾脏移植,肾源来自 ECMO 保护下的 NHBD 供肾;2011 年 6 例不稳定 DBD 供体 ECMO 保护下捐献 9 个肾 3 个肝脏,完成移植手术 11 例其中 8 肾 2 肝 1 例肝肾联合移植;2011 年另一篇报道 5 例不稳定 DBD 供体,ECMO 保护下完成 3 枚心脏 9 个肾脏和 4 个肝脏捐献,3 例心脏移植预后均好;2014 年 6 例不稳定 DBD 捐献肝脏完成移植手术,术后追踪 34.8 个月受体及移植肝预后与稳定 DBD 肝移植一样;ECMO 供肾移植完成后随早期 DGF 发生率较高但远期移植肾功能及受体预后一致,多中心一致认为 ECMO 保护器官避免边缘供体器官缺血再灌注损伤丧失,ECMO 灌注可以扩大供体库,国内 2012—2016 年 4 篇临床报道:广西孙熙勇等团队 2012 年报道 3 例心死亡供体 ECMO 保护下 6 个肾脏 2 个肝,HLA 抗原错配 4 个 1 例,错配 3 个 2 例,完成 6 例肾移植,1 例肝移植,1 例肝重度脂肪肝废弃,移植后 2 例 DGF2 例急性排斥反应,但后期肾功能及受体恢复良好;该团队在 2011—2013 年期间 6 例 DCD 在 ECMO 保护下完成捐献,完成 1 例肝肾联合移植 5 例肝移植,追踪 24 个月无并发症,供肝及受体恢复良好;2014 年广州郑于剑等完成 12 例 DCD 器官捐献,其中心死亡 1 例脑死亡 2 例脑心双死亡 9 例,脑心双死亡 9 例采用 ECMO 保护获取器官,这 9 例肝癌受体接受肝移植手术后 1 例因腹腔粘连性分离大出血胆漏,其余均未发生原发性移植肝无功能及远期缺血性胆管炎狭窄,2015 年该团队完成 1 例脑心双死亡 ECMO 保护下器官捐献,ECMO 运转 5 小时包括停搏后运转 4 小时,捐献 1 肝 2 肾,所有器官完成移植手术,术后恢复良好。国内研究均得出结论 ECMO 能够有效保护缺血缺氧器官,可以用于边缘供体维护扩大供体池。

欧美国家开展 ECMO 灌注保护基础及临床研究较多,经验丰富,2014 年意大利 Lazzeri 对全球开展 ECMO 在循环死亡器官捐献中的作用进行综述表明:尽管 2004 年以前 ECMO 在该领域的研究较多,虽然存在研究方法上的差异如小规模,回顾分析,不总是具有可比性,但所有研究均得出一致结论:ECMO 技术运用于边缘供体 DCD 器官捐献,增加 20% ~ 25% 的可用器官,增加潜在供体 33%,该项技术是非常有前景的,鼓励有条件的机构积极开展研究。2006 年据美国 OPTN/UNOS 数据分析,1995—2004 年间完成 75 865 例 DBD 肾移植,机械灌注占 10.5%;2 136 例 DCD 移植其中 1 814 例为可控性 DCD,机械灌注率 42.1%;216 例为非可控性 DCD,机械灌注率 54.2%;106 例不知类型 DCD,机械灌注率 20.8%;DGF 在可控性 DCD 中占 42%,在非可控性 DCD 中占 51%,DBD 中占 24%;DCD 供体肾热缺血时间(15.5±

16.4)~(23.7±18.6)分钟;冷缺血时间平均(20±8.3)~(26.4±9.8)小时;DBD 热缺血时间为 0 分钟,冷缺血时间平均(19.8±8.4)小时;尽管较长的热缺血及冷缺血时间,DGF 的发生率较 DBD 高,DCD 与 DBD 供肾及非可控性 DCD 与可控性 DCD 供肾对比,5 年移植肾功能及受体存活率一样,机械灌注可保护器官扩大供体池;从最近开展较好的欧美国家提供的信息可知:西班牙 Lafuente 报道国家移植机构支持项目自 2012—2013 年开展可控型 DCD 与 DBD 捐献肾脏,对比二者移植肾预后,追踪 3 年的研究,42 例供体器官捐献,cDCD17 例,DBD25 例,共 84 个肾脏获取,1 例多囊肾废弃,余下所有肾脏均完成移植,原发性移植物无功能 cDCD3.4%与 DBD7.4%,无差异;但 cDCD 肾发生 DGF 较高 51.7%与 DBD25.9%,尽管如此中期受体和移植肾存活率一致,肾小球滤过率 66.3ml/min 与 DBD59.6ml/min 无差异;法国最大的 DBD 供体 2007—2013 年 ECMO 器官捐献提取法国生物医学机构 CRISTAL 数据库,22 270 例 DBD 其中 64 例行 ECMO 保护捐献,获取 109 枚肾,37 个肝,7 颗心脏,1 个肺成功移植,1 年 ECMO 保护移植肾功能与没有 ECMO 保护获取肾功能及存活率无差异;1 年肝脏受体存活率 86.5%与无 ECMO 供肝受体存活率 80.7%无差异;加拿大 Cypel 报道体外常温高危肺灌注(EVLP),136 例肺移植手术,20 个肺行 EVLP 后移植,72 小时 PGD 发生率 EVLP 组 15%,标准组 30%,30 天受体死亡率及支气管并发症和机械通气时间,ICU 及医院住院时间无差异。以上研究证实掌握好指征,ECMO 灌注保护器官,完成器官捐献是一项解决缺血再灌注损伤的有效技术,可以扩大供体池。

六、体外膜肺氧合技术灌注保护器官发展的未来方向

目前 ECMO 保护器官研究仍有许多未明确的方向,未来可能开展针对 ECMO 灌注获取器官后,实行体外机械灌注器官进一步保护器官;开展灌注保护液的开发,灌注液中加入抗氧化及抗细胞凋亡药物保护器官研究;加入抗凝剂或溶栓药解决器官内微循环血栓改善微循环灌注;明确最佳灌注温度控制范围及最佳灌注流量及维持灌注血压;监测灌注期间器官功能指标联合组织病理活检判断器官活力;灌注期间添加保护性基因转载拮抗缺血再灌注损伤;ECMO 灌注外管路联合去白细胞滤器,减少或消除自体血白细胞,减轻缺血再灌注时炎症反应过度对器官损伤;建立灌注修复捐献器官的 ECMO 团队,及时高效挽救器官;发布循证医学证据的 ECMO 灌注器官保护指南。正如世界器官捐献与获取组联合会主席 Marti Manyalich 教授所言面对世界性的器官短缺,器官捐献必须包括 DCD 资源和体外灌注修复,方能部分缓解器官短缺。过去这一方向一直未得到重视,近期 DCD 肺和肾移植取得令人兴奋的好结果,DCD 心和肝脏移植同样应该在该领域进一步深入开展应用研究。

(冉江华　李超　付婷　李立)

关 键 要 点

1. ECMO 通过体外循环灌注体腔内器官,替代功能障碍的心肺功能保障器官氧合血供。

2. 国内外研究均表明 ECMO 能够有效保护缺血缺氧器官,可以用于边缘供体维护扩大供体池。

参 考 文 献

1. Global Observatory on donation and transplantation. Reports-GODT website［EB-OL］. http://www. transplant-observatory. org/reports/. Accessed January,2017.

2. Rosa de la,Dominguez-Gil B,Matesanz R. et al. Continuously evaluation performance in deceased donation：the Spanish quality assurance program［J］. Am j Transplant,2012,12（9）:2507-2513.

3. Marti A,Helen B,Delmonico FL,et al. the need and opporrtunity for donation after circulatory death worldwide ［J］. Current opinion in organ transplantation,2018,23（1）:136-141.

4. Gibbon JH Jr. Application of a mechanical heart and lung apparatus to cardiac surgery［J］. Minn Med,1954,37: 171-185.

5. Kolobow T,Spragg RG,Pierce JE,et al. Extended term（to 16 days）partial extracorporeal blood gas exchange with the spiral membrane lung in unanesthetized lambs［J］. Trans Am Soc artif Intern Organs,1971,17: 350-354.

6. Bartlett RH,Gazzaniga AB,Jefferies MR,et al. Extracorporeal Membrane Oxygenation（ECMO）cardiaopulmonary support in fancy［J］. Trans Am Soc Artif Intern Organs,1976,22:80-93.

7. Bartlett RH,Andrews AF,Tomasian JM,et al. Extracorporeal Membrane Oxygenation for newborn respiratory failure:forty-five cases［J］. Surgery,1982,92:425-433.

8. Peek GJ,Mugford M,Tiruvoipati R,et al. Efficacy and assessment of conventional ventilatory support versus extracorporeal membrane oxygenation for severe adult respiratory failure（CESAR）:a multicentre randomised controlled trial［J］. Lancet,2009,374:1351-1363.

9. Kotloff RM,Blosser S,Fulda GJ,et al. Management of potential organ donor in ICU:society of critical care medicine/American college of chest physician/association of organ procurement organizations consensus statement ［J］. Crit care med,2015,43:1291-1325.

10. Yuan SM,Shinfeld A,Raanani E. Cardialpulmonary bypass as an adjunct for the noncardiac surgeon［J］. J cardiovasc med,2008,9:338-355.

11. 李欣,王伟,胡克俭,等主译. 体外生命支持生理及 VVECMO 的原则和实践［M］. ECMO 危重病体外心肺支持. 3 版. 北京,中国环境科学出版社,5-22:76-90.

12. Kapoor PM. Extracorporeal membrane oxygenation procedure and its management,Manual of Extracorporeal membrane oxygenation（ECMO）in the ICU［J］. Jaypee brothers medical publishers（P）Ltd,2014:65-92.

13. Organ procurement and transplantation network:United states department of health and human services-health resources and service administration［EB-OL］. Available at:Http://optn. transplant. hrsa. gov/. accessed,October 5,2015.

14. Lazzeri C,Bonizzoli S,Velente S,et al. The role of extracorporeal membrane oxygenation in donation after circulation death［J］. Minerva anestesio,2014,80:1217-1227.

15. Butler AJ,Randle LV,Watson CJ. Normothermic region perfusion for donation after circulatory death without prior heparinization［J］. Transplantation,2014,97:1272-1278.

16. Fondevila C,Hessheimer AJ,Ruiz A,et al. Liver transplant using donors after unexpected cardiac death:novel preservation protocol and acceptance criteria［J］. American journal of transplantation,2007,7:1849-1855.

17. Rojas PA,Sall LE,Gravel MT,et al. Donation after circulatory determination of death:the university of Michigan experience with extracorporeal support［J］. Transplantation,2014,98:328-334.

18. Perez-villares JM,Rubio JJ,Rio FD,et al. Validation of a new proposal toavoid donor resuscitation in controlled donation after circulation death with normothermic regional perfusion［J］. Resuscitation,2017,117:46-49.

19. Oniscu GC,Siddique A,Dark J. Dual temperature multi-organ recovery from a Maaastricht category III donor after circulatory death［J］. American journal of transolantation,2014,14:2181-2186.

20. Gamez P, Diaz-Hellin V, Marron C, et al. Development of a non-heart-beating lung donor program with Bithernia Preservation, and results after one year of clinical experience[J]. Arch bronconeumo, 2012, 48: 338-341.

21. Shapey LM, Muiesan P. Regional perfusion by extracorporeal membrane oxygenation of abdominal organs from donors after circulatory death: a systematic review[J]. Liver transplantation, 2013, 19: 1292-1303.

22. Miňambres E, Subviala B, Dominguez-Gil B, et al. Improving the outcomes of organs obtained from controlled donation after circulation death donors using abdominal normothermic regional perfusion[J]. American Journal transplantation, 2017, 17: 2165-2172.

23. Ali JM, Davies SE, Brais RJ, et al. Analysis of ischemia/reperfusion injury in time-zero biopsies predict liver allograft outcomes[J]. Liver transplantation, 2015, 21: 487-499.

24. Harvey PR, Iu S, Mckeown CM, et al. Adenine nucleotide tissue concentrations and liver allograft viability after cold preservation and warm ischemia[J]. Transplantation, 1988, 45: 1016.

25. Clavien PA, Harvey PR, Strasberg SM, et al. Preservation and reperfusion injuries in liver allografts: an overview and synthesis of current studies[J]. Transplantation, 1992, 53: 957-78.

26. Gonzàlez FX, Garcia-Valdecasas JC, Lopez-Boado MA, et al. Adenine nucleotide liver tissue concentrations from non-heart-beating donor pigs and organ viability after liver transplantation[J]. Transplantation proceedings, 1997, 29: 3480-3481.

27. Fondevila C, Busuttil RW, Kupiec-Weglinsk JW, et al. Hepatic ischemia/reperfusion injury-a fresh look[J]. Exp mol pathol, 2003, 74: 86-93.

28. Kalogeris T, Baines CP, Krenz M, et al. Cell biology of ischemia/reperfusion injury[J]. Int rev mol boil, 2012, 298: 229-317.

29. Mckcown CM, Edwards V, Philips MJ, et al. Sinusoidal lining cells damage: the critical injury in cold preservation of liver allografts in the rat[J]. Transplantation, 1988, 46: 178-191.

30. Boudjema K, Lindell SL, Southard JH, et al. The effect of fasting on the equality of liver preservation by simple cold storage[J]. Transplantation, 1990, 50: 943-948.

31. Haddad P, Cabrillac JC, Piche D, et al. Changes in intracellular calcium induced by acute hypothermia in parenchymal endothelial and Kupffer cells of the rat liver[J]. Cryobiology, 1999, 39: 69-79.

32. Amador A, Grande L, Marti J, et al. Ischemic pre-conditioning in deceased donor liver transplantation: a prospective randomized clinical trial[J]. American journal of transplantation, 2007, 7: 2180-2189.

33. Marchioro TL, Huntley RT, Waddell WR, et al. Extracorporeal perfusion for obtaining postmortem homografts [J]. Surgery, 1963, 54: 900-911.

34. Stephenson TP, O'Donoghue EP, Hendry WF, et al. Preservation of human kindneys for transplantation: preliminary results with a Gambro perfusion machine[J]. Br med j, 1973, 1: 379-381.

35. Mendes DR, Gibanel R, Capdevila S, et al. Strategies to enhance organ viability in a non-heart-beating donor extracorporeal recirculation transplant model in pigs[J]. Transplant proc, 2003, 35: 845.

36. Peter DS, Imber CJ, Lopez D, et al. Extended preservation of non-heart-beating donor livers with normothermic machine perfusion[J]. British journal of surgery, 2002, 89: 609-616.

37. Fondevila C, Hessheimer AJ, Maathuis MH, et al. Superior presentation of DCD livers with continuous normothermic perfusion[J]. Ann surg, 2011, 254: 1000-1007.

38. Noormohamed MS, Kanwar A, Ray C, et al. Extracorporeal membrane oxygenation for resuscitation of deceased cardiac donor livers for hepatocyte isolation[J]. Journal of surgical research, 2013, 183: E39-E48.

39. 范晓礼, 胡龙, 陈志泉, 等. 在体外膜肺氧和辅助再循环对猪心脏死亡后的肝脏保护作用[J]. 中华器官移植杂志, 2014, 7(35): 426-430.

40. GUO MX, Yao DH, Li LL, et al. Intestinal condition after cariac arrest: the use of normothermic extracorporeal membrane oxygenation in nonheart beating animal model[J]. Artificial organs, 2016, 00(00): 1-8.

41. Marx JA, Hockberger RS, Walls RM, et al. Concepts and clinical practice[J]. Rosen's Emergency Medicine, 6th ed. Mary-land Heights, MO:Mosby/Elsevier, 2006:2239.

42. Barrou B, Billault C, Nicolas-Robin A. The use of extracorporeal membranous oxygenation in donors after cardiac death[J]. Curr opin organ transplant, 2013, 18:148-153.

43. Bon D, Delpech P-O, chatauret N, et al. Does machine perfusion decrease ischemia reperfusion injury? [J]. Progres en urologie, 2014, 24:S44-S50.

44. Hessheimer AJ, Billault C, Barrou B, et al. Hypothermic abdominal regional perfusion in high-risk donors with extended warm ischemia time:impact on outcomes? [J]. Transplant international, 2014:1-8.

45. Steen S, Liao QM, Wierup PN, et al. Transplantation of lungs from non-heart-beating donors after functional assessment ex vivo[J]. Ann thorac surg, 2003, 76:244-252.

46. Cype M, Yeung JC, liu MY, et al. Normothermic ex vivo lung perfusion in clinical lung transplantation[J]. N engl j med, 2011, 364:1431-1440.

47. Valenza F, Rosso L, Gatti S, et al. Extracorporeal lung perfusion and ventilation to improve donor lung function and increase the number of organs available for transplantation[J]. Transplantation proceedings, 2012, 44:1826-1829.

48. Valero R, Gacia-Valdecasas JC, Tabet J, et al. Hepatic blood flow and oxygen extraction ratio during normothermic recirculation and total body cooling as viability predictors in non-heart-beating donor pigs[J]. Transplantation, 1998, 66(2):170-176.

49. Barros-schelloto P, Net M, Valero R, et al. Reduced reperfusion injury by glycine in a porcine liver transplantation model with non-heart-beating donors[J]. Transplantation proceedings, 2002, 34:1114-1117.

50. Net M, Valero R, Almenara R, et al. Hepatic preconditioning after prolonged warm ischemia by means of S-adenosine-l-methionine administration in pig liver transplantation from non-heart-beating donors[J]. Transplantation, 2003, 75:1970-1977.

51. Wang CC, Wang SH, Lin CC, et al. Liver transplantation from an uncontrolled non-heart-beating donor maintained on extracorporeal membrane oxygenation[J]. Transplantation Proceedings, 2005, 37:4331-4333.

52. Lee CY, Tsai MK, Ko W J, et al. Expanding the donor pool:use of renal transplants from non-heart-beating donors supported with extracorporeal membrane oxygenation[J]. Clin transplant, 2005, 19:383-390.

53. Hsieh CE, Lin HC, Tsui YC, et al. Extracorporeal membrane oxygenation support in potential organ donors for brain death determination[J]. Transplantation Proceedings, 2011, 43:2495-2498.

54. Hsiang YY, Lin CY, Tsai YT, et al. Experience of heart transplantation from hemodynamically unstable brain-dead donors with Extracorporeal support[J]. Clin transplant, 2012:1-5.

55. Chen TW, Hsieh CB, Chan DC, et al. Marked elevation of hepatic transaminases in recipients of an orthotopic liver transplant frombrain-dead donor receiving extracorporeal membrane oxygenation[J]. Ann transplant, 2014, 19:680-687.

56. 孙熙勇, 秦科, 董建辉, 等. 体外膜肺氧合用于循环功能不稳定的中国一类捐献者的器官保护三例[J]. 中华器官移植杂志, 2012, 11(33):657-660.

57. Sun XY, Dong JH, Qin k, et al. Single-center study on transplantation of livers donated after cardiac death:a report of 6 cases[J]. Experimental and therapeutic medicine, 2016, 11:988-992.

58. 郑于剑, 李鹏, 霍枫, 等. 公民逝世后器官捐献供肝在肝癌患者抢救性肝移植的运用12例[J]. 中华器官移植杂志, 2014, 7(35):401-404.

59. 霍枫, 李鹏, 汪邵平, 等. 体外膜肺氧合用于脑死亡并意外心脏停搏捐献者器官保护一例[J]. 中华器官移植杂志, 2015, 6(36):335-338.

60. Gagandeep S, Matsuoka L, Mateo R, et al. Expanding the donor kidney pool:utility of renal allografts procured in a setting of uncontrolled cardiac death[J]. American journal of transplantation, 2006, 6:1682-1688.

61. Lafuente O, Sachez-Sobrino B, Perez M, et al. Midterm results of renal transplantation from controlled cardiac death donors are similar to those from brain death donors [J]. Transplantation proceedings, 2016, 48: 2861-2866.

62. Bronchard R, Durand L, Legeai C, et al. Brain-dead donors on extracorporeal membrane oxygenation [J]. Crit care med, 2017:1-8.

63. Morales-Ruiz M, Fondevila C, Munoz-Luque J, et al. Gene transduction of an active mutant of akt exerts cytoprotection and reduces graft injury after liver transplantation [J]. American jounal of transplantation, 2007, 7: 769-778.

64. Rezink O, Skvortsov A, Loginov I, et al. Kidney from uncontrolled donors after cardiac death with one hour warm ischemic time: resuscitation by extracorporal normothermic abdominal perfusion "in situ" by leukocytes-free oxygenated blood [J]. Clinical transplantation, 2011, 25:511-516.

第十三章

供体器官灌注修复的发展前景

器官移植是治疗终末期疾病的有效手段,然而供体器官短缺是限制移植发展的瓶颈。扩展边缘供体器官,使得以往认为不能或不适宜采用的器官为可用,部分缓解供体器官供不应求的矛盾。将以往的不可能转变为今后的可能,可称为"转化"。即,通过人工调节的供体器官机械灌注,为供体器官提供必要的氧气和营养物质,减轻器官静态冷保存产生的缺血及后期再灌注产生的损伤,保护、修复、改善供体器官质量和功能,提高器官利用率和移植成功率。

以供体肾为代表的器官灌注保存,在过去十几年中发展较快,相关研究方兴未艾。与此同时,多种器官的离体人工调节亟需多学科协同并进,基础与临床相结合,开创人工灌注的新未来。

第一节　机械灌注设备产品及自调节模型研究

目前国内外多家单位致力于机械灌注设备的研发,开发出针对肝、肾、心、肺、小肠等不同器官的灌注的设备。一些设备形成产品在改善器官保存质量,延长保存时间,提高器官移植率等方面已初见优势。现有的灌注产品仍存在较大的发展空间:如,减轻设备自重便于器官保存和运送;降低成本和价格;简便和稳定设备操作系统。许多致力于机械灌注的相关流体物理学参数研究,仅是系统研究的前奏。各种接近临床的灌注量、流速、压力、氧合、温度等关键参数,提供营养物质和消除不利因素的体系,仍缺乏统一标准。因此未来机械灌注设备研发需要多学科联合,以简单操作、便携转运、降低成本为目标,结合不同个体器官的状况,建立新型可自调控的供体器官灌注计算方程模型,实现器官保存精准化控制。应当使器官在获取和远距离运送过程中调整和改善功能,推动基础科学和工程学研究成果的临床转化与应用。

第二节　结合病因开发专病专治的器官保存液

目前,一方面是供体器官机械灌注的临床应用已有被逐渐推广的趋势;另一方面是临床对器官灌注液的针对性要求也越来越高,如:低温、常温、亚低温和携氧机械灌注等新模式在逐步发展,针对灌注液的要求不断更新。在机械灌注中,计算机控制技术常被视为研究重点,器官保存液的开发研究亦不宜滞后。如何开发特定有效的器官保存液,同样是新挑战。文献报道的低温机械灌注保存液有:Belzer MPS 液、Custodiol-N 液、Celsior 保存液、Polysol

液、IGL-1 液，以及一些改良灌注液。针对缺血再灌注损伤机制开发具有特异性的灌注液，通过添加特殊成分，保证器官在体外模拟生理状态，实施监测并调控损伤，增加体外解毒模块，改善低温机械灌注效果等，是一些基础研究的延伸。针对常温机械灌注血液制品使用的不便和限制，如何为器官提供足够的氧气，人工携氧灌注液的开发至关重要，以及其安全性等问题将成为未来器官灌注液研发的主要方向。针对供肝多脂肪累积的状况，有效去脂，以及灌注液的更新，亦在研究之列。更为前沿的细胞保护、免疫调控等研究表明专病专治是各医学学科的不懈追求。

第三节　建立供肝等边缘器官质量与功能评估体系

供体器官离体后即刻保持机械通畅是减轻器官损伤的重要步骤。离体器官缺血后再灌注的损伤修复机制仍然较为复杂，对其的保护修复，包括降低线粒体内的氧化还原反应来减少活性氧的释放，减少细胞毒性物质，提高营养物质，促进转录因子 KLF2 的表达，针对肝脏的减轻肝窦内皮细胞损伤，调节相关免疫反应等研究方兴未艾。但其潜在保护机制尚不明确，机械灌注是如何提供营养物质和减少毒性物质，维持内皮细胞接近生理状态，启动保护程序，激发免疫反应等更多保护机制还需进一步探索，因此未来机械灌注领域中必不可少的一部分是对相关机制的深入研究。供体肝脏灌注是一个研究新热点。如已有研究证明在肝脏灌注过程中发现 L-FABP 以线性和对数增长，灌注过程中各时间点的部分指标能为器官质量提供有趣的参数和一定的评估作用。因此，基于对调控损伤机制的理解，提出质量评估新策略，寻找生物预警标记，在灌注过程中进行实时评估十分重要。以调控边缘器官接近或达到标准状态，改善新陈代谢，以胆汁生成排放等达到一定的阈值，建立质量评估标准和功能评价体系。只有形成可评价性学科共识，设备产品被相关管理机构和市场认可，并应用于临床实践，才是边缘供体器官的进阶之途。

（鱼达　屠振华）

关 键 要 点

1. 器官灌注保存在过去十几年中发展较快，是扩展边缘供体器官池的关键。

2. 目前灌注环境中的各项关键参数调控仍缺乏统一的标准及体系，临床使用过程中对器官保存液的针对性要求也日益增高。

3. 形成可评价性学科共识，并建立合适的质量评估标准和功能评价体系是确保供体器官质量的必然要求。

4. 机械灌注可有效扩展边缘供体器官池，缓解供体器官的短缺，是未来器官保存的研究关键。

参 考 文 献

1. Bruinsma B G，Yeh H，Ozer，S，et al. Subnormothermic machine perfusion for ex vivo preservation and recovery of the human liver for transplantation［J］. American Journal of Transplantation，2014，14（6）：1400-1409.

2. Dutkowski P, Schlegel A, De Oliveira M, et al. HOPE for human liver grafts obtained from donors after cardiac death[J]. Journal of Hepatology, 2014, 60(4):765-772.

3. Graham J A, Guarrera J V . "Resuscitation" of marginal liver allografts for transplantation with machine perfusion technology[J]. Journal of Hepatology, 2014, 61(2):418-431.

4. Rubbini, Michele. Perfusion machines for liver transplantation: technology and multifunctionality[J]. Updates in Surgery, 2014, 66(2):101-108.

5. Andrea Schlegel, Philipp Dutkowski. Role of hypothermic machine perfusion in liver transplantation[J]. Transplant International, 2015, 28(6):677-689.

6. Mcanulty J F. Hypothermic organ preservation by static storage methods: Current status and a view to the future [J]. Cryobiology, 2010, 60(3-supp-S).

7. Yuan X, Theruvath AJ, Ge X, et al. Machine perfusion or cold storage in organ transplantation: indication, mechanisms, and future perspectives[J]. Transplant International, 2010, 23(6):561-570.

8. Bastian Luer, Koetting M, Efferz P, et al. Role of oxygen during hypothermic machine perfusion preservation of the liver[J]. Transplant International, 2010, 23(9):944-950.

9. Monbaliu D, Brassil J. Machine perfusion of the liver: past, present and future[J]. Current Opinion in Organ Transplantation, 2010, 15(2):160-166.

10. Xia W, Ke Q, Wang Y, et al. Donation after cardiac death liver transplantation: Graft quality evaluation based on pretransplant liver biopsy[J]. Liver Transplantation, 2015, 21(6):838-846.

中文名称	英文简写	英文全称
机械灌注	MP	machine perfusion
静态冷保存	SCS	static cold storage
低温机械灌注	HMP	hypothermic machine perfusion
亚低温机械灌注	SMP	subnormothermic machine perfusion
常温机械灌注	NMP	normothermic machine perfusion
三磷酸腺苷	ATP	adenosine triphosphate
氧自由基	ROS	reactive oxygen species
心脏死亡器官捐献	DCD	donation after cardiac death
内皮型一氧化氮合成酶	eNOS	endothelial nitricoxide synthetase
缺血再灌注损伤	IRI	ischemia reperfusion injury
控制性下肢灌注	CLR	controlled limb reperfusion
脑死亡供体	DBD	donation after brain death
移植物功能延迟恢复	DGF	dalayed graft function
原发性无功能延迟恢复	PNF	primary non-function
损伤相关分子模式	DAMPs	damage associated molecular patterns molecules
高迁移率族蛋白1	HMGB-1	high mobility group box-1 protein
Toll 样受体-4	TLR-4	toll-like receptor 4
半胱天冬酶-1		caspase-1
半胱天冬酶-3		caspase-3
一氧化氮	NO	nitric oxide
转录因子 KLF2	KLF2	kruppel-like factor 2
血栓调节蛋白	TM	thrombomodulin
氧化应激转录因子 Nrf2	Nrf2	nuclear factor erythroid 2
常温体外膜肺氧合	NECMO	normothermic extracorporeal membrane oxygenation
心跳供者	HBD	heart-beating donor
无心跳供者	NHBD	non-heart-beating donor
谷丙转氨酶	ALT	alanine aminotransferase

中文名称	英文简写	英文全称
γ-谷氨酰转肽酶	γ-GT	γ-glutamyl transpeptidase
低温携氧灌注	HOPE	hepothermic oxygen perfusion
器官共享联合网	UNOS	united network for organ sharing
氧源性自由基	ODFR	oxygen derived freeradival
器官获取与移植网		organ procure and transplantationnetwork
现场可编程门阵列	FPGA	field-programmable gate array
模数转换器	ADC	analog-to-digital converter
数字信号处理	DSP	digital signal processing
模糊 PID	Fuzzy-PID	proportion-integral-derivative
微电子机械系统	MEMS	micro-electro-mechanical system
羟乙基淀粉	HES	hydroxyethyl starch
聚乙二醇	PEG	polyethylene glycol
基于血红蛋白的人工载氧体	HBOCs	hemoglobin-based oxygen carriers
基于全氟化碳化合物的人工载氧体	PFBOCs	perfluorocarbon-based oxygen carriers
血红蛋白	Hb	hemoglobin
温度控制性灌注	COR	controlled oxygenated rewarming
边缘供体	ECD	expanded criteria donors
零下温度保存技术		subzero preservation technique
局部灌注	RP	regional perfusion
质子磁共振波谱分析	HMRS	proton magnetic reesonance spectroscopy
脑-心双死亡供体	DBCD	donation after brain death awaitingcardiac death
冷保存	CS	cold storage
标准供体	SCD	standard criteria donors
肾小球滤过率	GFR	glomerular filtration rate
肾功能延迟恢复	DGF	delayed graft function
机械灌注流量	MPF	machine perfusion flow
阻力指数	RI	resistance index
公民逝世后器官捐献	CDCD	donation after citizen's death
心脏型脂肪酸结合蛋白	H-FABP	heart-type fatty acid binding protein
脂质过氧化产物	LPOP	lipid peroxidation products
N-乙酰基-β	NAG-β	n-acetyl-β-d-glucosaminidase
丙二醛	MDA	malondialdehyde
天冬氨酸氨基转移酶	AST	aspartate aminotransferase

中文名称	英文简写	英文全称
谷胱甘肽-s-转移酶	GST	glutathione s-transferase
中性粒细胞明胶酶相关性脂质运载蛋白	NGAL	neutrophil gelatinase-associated lipocalin
丙氨酸氨基转移酶	Ala-AP	alanine aminopeptidase
白介素-18	IL-18	interleukin 18
肾脏损伤分子-1	KIM-1	kidney injury molecule-1
乳酸脱氢酶	LDH	lactate dehydrogenase
总体抗氧化状态	TAS	total antioxidant status
胰岛素样生长因子结合蛋白7	IGFBP7	insulin-like growth factor-binding protein 7
金属蛋白酶-2	TIMP-2	tissue inhibitor of metalloproteinases-2
急性肾损伤	AKI	acute kidney injury
不对称二甲基精氨酸	ADMA	asymmetric dimethylarginine
核磁共振光谱学	NMR	nuclear magnetic resonance
离体肺灌注	EVLP	ex vivo lung perfusion
小肠双腔保存装置	IPU	intestinal preservation unit
脉冲灌注		pulsatory perfusion
多形核白细胞	PMN	polymorphonuclear leukocyte
环加氧酶	COX	cyclooxygenas
钙防卫蛋白		calprotectin
髓过氧化物酶活性	MPO	myeloperoxidase
急性下肢缺血	ALI	acute limb ischemia
导管介导溶栓术	CDT	catheter-directed thrombolysis
经皮腔内治疗术	PMT	percutaneous mechanical thrombectomy
全身炎性反应综合征	SIRS	systemic inflammatory response syndrome
急性呼吸窘迫综合征	ARDS	acute respiratory distresssyndrome
控制性下肢灌注	CLR	controlled limb reperfusion
射频消融	RFA	radiofrequency ablation
动脉化疗栓塞	TC	transarterial chemoembolization
离体肝脏灌注	IHP	isolated hepatic perfusion
肝总动脉	CHA	common hepatic artery
胃十二指肠动脉	GDA	gastroduodenal artery
肝动脉药物灌注	HAI	hepatic artery infusion
肿瘤坏死因子	TNF	tumor necrosis factor

中文名称	英文简写	英文全称
多发性内分泌腺瘤	MEN	mutipleendocrineneoplasia
希佩尔·林道综合征	VHL syndrome	vonhippel-lindau syndrome
连续性肾脏替代治疗	CRRT	continuous renal replacement therapy
缓慢连续超滤	SCUF	slow continuous ultrafiltration
连续性静-静脉血液滤过	CVVH	continuous venovenous hemofiltration
连续性静-静脉血液透析滤过	CVVHDF	continuous venovenous hemodiafiltration
连续性血浆滤过吸附	CPFA	continuous plasmafiltration adsorption
连续性高容量血液滤过	HVHF	high volume hemofiltration
连续性高通量透析	CHFD	continuous high flux dialysis
连续性静-静脉血液透析	CVVHD	continuous venovenous hemodialysis
连续性动静脉血液滤过	CAVH	continuous arteriovenous hemofiltration
非生物型人工肝	NBAL	non-bioartificial liver
生物型人工肝	BAL	bioartificial liver
混合型人工肝	HAL	hybrid artificial liver
血浆置换	PE	plasma exchange
血浆灌注	PP	plasma perfusion
胆红素吸附	BA	bilirubin adsorption
血液滤过	HF	hemofiltration
分子吸附再循环系统	MARS	molecular adsorbent recirculating system
连续白蛋白净化系统	CAPS	continuous albumin purification system
普罗米修斯系统		prometheus system
MELS 系统	MELS	modular extracorporeal liver support
AMC 系统	AMC-BAL	amsterdam medical center-bioartificial liver
体外膜肺氧合技术	ECMO	extracorporeal membrane oxygenation
美国健康与人类服务部	HHS	department of health and human services